Stefan Gödde
Extrem

Stefan Gödde

EXTREM

Unser Körper am Limit

HANSER

Website des Autors: www.stefangoedde.de

MIX
Papier aus verantwortungs-
vollen Quellen
FSC® C006701

Bibliografische Information der Deutschen Nationalbibliothek
Die Deutsche Nationalbibliothek verzeichnet diese Publikation in der
Deutschen Nationalbibliografie; detaillierte bibliografische Daten sind
im Internet über http://dnb.d-nb.de abrufbar.

1 2 3 4 5   16 15 14 13 12

Alle Rechte der deutschen Ausgabe:
© 2012 Carl Hanser Verlag München

Internet: http://www.hanser-literaturverlage.de
Herstellung: Thomas Gerhardy
Satz: Kösel, Krugzell
Umschlaggestaltung und Motiv: Hauptmann und Kompanie Werbeagentur,
Zürich, unter Verwendung eines Fotos von Wim Hof © Columbia und von
© Sascha Erdmann (Porträt)
Druck und Bindung: CPI – Ebner & Spiegel, Ulm
Printed in Germany

ISBN 978-3-446-43207-9
E-Book ISBN 978-3-446-43284-0

INHALT

INHALT

REISE NACH INNEN

Ein Vorwort

Im Februar 2011 fuhr ich mit einem Kamerateam nach Tschernobyl, um einen Bericht für *Galileo Spezial* zu drehen. Eine nur scheinbar gewöhnliche journalistische Reise, die uns an den Schauplatz einer der schlimmsten Reaktorkatastrophen der Geschichte führte. Vor Ort besichtigten wir die Sperrzone des ehemaligen Atomkraftwerkes. Und wir sprachen mit vielen Einheimischen, um ein möglichst vielseitiges Bild vom Leben nach der Katastrophe zu zeichnen.

Für mich (genauso wie für mein Team) stellte der Aufenthalt in Tschernobyl eine Extremsituation dar. Das Gebiet um das 1986 havarierte Atomkraftwerk ist auch 25 Jahre nach dem Unglück noch hochgradig mit strahlungsaktiven Substanzen verseucht. Niemand sollte sich ihrer Strahlung über einen längeren Zeitraum aussetzen. Für das Betreten des Geländes gelten zahlreiche Schutzmaßnahmen. Doch was mich besonders an dieser Situation irritierte: Die Gefahr war nicht sichtbar. Es war allein unser Wissen, das uns zu Vorsichtsmaßnahmen gegen den unsichtbaren Feind veranlasste. Das Wissen darum, dass die Strahlung in Tschernobyl nach wie vor stark genug ist, um alle möglichen unheilvollen Prozesse im Körper auszulösen. Wir verzichteten daher zum Beispiel auf den Verzehr von Kartoffeln, die uns von einer Bäuerin angeboten wurden. Doch selbst wenn wir sie gegessen hätten oder ohne jeglichen Schutz in das Innere der verbotenen Zone vorgedrungen wären: Unmittelbare Auswirkungen auf unseren Körper hätte es nicht gehabt. Und auch Jahre später eintretende Folgen hätte man nicht mit Gewissheit auf diese oder jene Situation während unserer Reise zurückführen können. Es war also anders als bei den üblichen Gefahren, denen wir uns bisweilen aussetzen. Ursache und Wirkung sind sonst direkter miteinander verknüpft – wer auf einen hohen Berg steigt, weiß, dass er tief fallen und dass ein Sturz den Tod bedeuten kann.

Die für mich neue Erfahrung einer ungreifbaren Gefahr, bei der ich nicht einschätzen konnte, was genau in meinem Körper geschieht, gab mir Anlass, mich näher mit dem Körper zu befassen. Mit seinen Möglichkeiten, seinen Grenzen, aber auch dem Eigenleben, das er manchmal gegen unseren Willen führt – etwa wenn wir Schmerzen haben und es partout keine Option ist, seinen Ruf nach Aufmerksamkeit zu ignorieren.

Doch nicht nur in Gefahr, nicht allein in außergewöhnlichen Situationen gilt: Was immer wir tun, wo immer wir uns aufhalten, in welchem Zustand wir uns gerade befinden – in unserem Körper laufen unzählige Prozesse ab, ohne dass wir uns ihrer bewusst sind. Nicht zuletzt deshalb birgt unser Umgang mit dem Körper eine nicht abreißende Kette von Widersprüchen: Wir gehen morgens joggen, um die Bildung von Fettpolstern, Falten und Zellulitis hinauszuzögern und den Körper in bestmöglicher Form zu halten, und stehen abends mit einer Flasche Bier und einer Zigarette in der Hand vor der Kneipe, womit wir genau diese Prozesse des körperlichen Verfalls beschleunigen.

Manche treiben die Widersprüche ins Extreme, fahren nur mit Helm Fahrrad, legen im Auto sorgfältig den Gurt an, lassen ihre Kinder kaum aus den Augen – um sich in ihrer Freizeit auf abenteuerliche Motorradtouren durch die Sahara zu begeben, Extremklettern, Tiefseetauchen oder Bungee-Jumping zu betreiben und sich und ihren Körper dabei mitunter ungeheuerlichen Gefahren auszusetzen.

Was ist der Grund für dieses Verhalten? Verlangt unsere biologische Natur nach extremen Zuständen, nach der Erfahrung von Hitze, Kälte, Angst, Geschwindigkeit in den Grenzbereichen des Aushaltbaren? Ist die Suche nach dem besonderen Kick ein menschlicher Wesenszug?

Extremsituationen geben uns zahlreiche Rätsel auf: Sie werden medizinisch, biologisch oder neurowissenschaftlich untersucht, sie sind Spezialfälle für die Psychologie und Grundlage von Geschichten über Wunderheilungen. Immer neue Erkenntnisse, die verschiedene Wissenschaften über unseren Körper zu Tage fördern, beleuchten stets von Neuem eine alte Frage: Werden wir durch das, was in unserem Körper vorgeht, bestimmt, oder sind wir mit unserem Verhalten in der Lage, die Vorgänge in unserem Körper zu steuern? Dabei sind nicht alle körperlichen Extremsituationen sofort als solche zu identifizieren – wenn wir verliebt sind, spielen z. B. unsere Hormone verrückt, und bei einem Lachanfall sind mehr Muskeln aktiv als bei einem 100-Meter-Lauf. Auch von solchen inneren Extremzuständen handelt dieses Buch.

Als TV-Journalist begegne ich ständig Menschen, die ihren Körper den extremsten Situationen aussetzen, Menschen, die in der Lage sind, die natürlichen Grenzen des Körpers zu überschreiten. Sie tun mitunter Dinge, die uns, wollten wir sie ohne entsprechende Vorbereitungen nachahmen, das Leben kosten würden. Mit einigen von ihnen habe ich bei den Recherchen für dieses Buch gesprochen. Ihre Erfahrungen halfen mir dabei, den unterschiedlichsten Fragen zu Körper und Psyche auf den Grund zu gehen:

Wie kommt jemand auf die Idee, sich zwei Stunden in eine Wanne voller Eis zu setzen? Was treibt jemanden dazu an, Saunaweltmeisterschaften zu gewinnen? Weshalb müssen Astronauten bei einer Raumtemperatur von 29 Grad Celsius Socken tragen? Wie schaffen es Blinde, mit den Ohren zu sehen? Was hören wir, wenn wir nichts hören, und wieso kann eine Quietscheente am Ohr bereits zu Hörschäden führen? Warum kommt es uns so vor, als würde die Zeit manchmal extrem langsam vergehen? Wieso verhalten sich liebeskranke Männer wie Präriewühlmäuse? Warum kann es passieren, dass sich Formel-1-Rennfahrer in die Hose machen, und weshalb müssen Kampfjetpiloten mindestens so durchtrainiert sein wie die Spieler des FC Bayern München?

Der Körper fasziniert. Vielleicht auch deshalb, weil er einerseits so stabil, so leistungsfähig und ausdauernd ist und andererseits so zerbrechlich. Wir können ihn vollendet koordinieren, in einem komplexen Zusammenspiel von Nerven und Muskeln, doch ebenso kann er unvermittelt außer Kontrolle geraten. Die Steigerung sportlicher Bestleistungen, aber auch die Möglichkeiten der Medizin scheinen unbegrenzt zu wachsen, das Ende der Fahnenstange ist noch lange nicht in Sicht. So können wir inzwischen Organe transplantieren – doch andererseits gibt es immer noch kein wirksames Mittel, das uns vor einer harmlosen Erkältung schützt. Wenn es uns erwischt, nützt alles nichts: Wir müssen eine Auszeit nehmen. „Die Welt sieht vom Krankenbett besonders schön aus", schreibt der spanische Schriftsteller Javier Marías. Vor allem dann, wenn man ein Buch in der Hand hält.

Stefan Gödde,
Berlin im Frühjahr 2012

EXTREM KALT

Wie ein Eismann das vegetative Nervensystem überlistet

In Holland lebt ein Mann, der sich beinahe zwei Stunden lang, nur mit einer Badehose bekleidet, in einer Wanne voll mit Eiswürfeln aufhalten kann. Das ist nicht normal. Nach allem, was wir wissen, müsste sein Körper nach dieser Zeit schwere Schäden davontragen, verursacht durch Unterkühlung. Die Frage ist: Was macht die Kälte mit dem Körper, und was kann man tun, um diese Wirkung außer Kraft zu setzen?

Wim Hof, so heißt der Mann, der es gegen die Kälte aufnimmt, erklärt mir in einem Interview: „Die Kälte ist eine sehr noble Kraft. Sie bringt unser Innerstes zurück ins Gleichgewicht. Sie ist wie ein Vater, der manchmal sehr streng sein muss. Aber am Ende lieben ihn seine Kinder und danken ihm für seine Erziehung. Von der Kälte habe ich alle wichtigen Dinge meines Lebens gelernt."

Das überrascht mich. Es klingt so überaus positiv. Und auch ein bisschen, na ja, mystisch. „Es tut gar nicht weh", sagt Hof. „Ich liebe es, das zu tun. Man geht tief in sich hinein. Das kann man natürlich nicht immer einfach so, nach dem Motto: ‚Cool, ich springe mal eben ins Eis.' Nein, es handelt sich um eine vollständige Kontrolle des Körpers. Und diese Kontrolle ist verbunden mit echten körperlichen Empfindungen. Das sind gute, natürliche Drogen."

Seine Trainingsmethoden erinnern an Meditationspraktiken, mit denen sich die physischen Wirkmechanismen unseres Körpers tatsächlich beeinflussen lassen – mit unglaublichen Ergebnissen. In unserem Gespräch öffnet mir der Eismann die Augen für die Möglichkeiten von Atemtechnik und Willenskraft. „Ich bin körperlich in der Lage, Dinge zu tun, die weit über das Normale hinausgehen. Ich habe gezeigt – und das ist sogar wissenschaftlich bewiesen –, dass ich das vegetative Nervensystem beeinflussen kann. Das ist normalerweise unmöglich – zumindest für untrainierte Menschen. Insofern ist das, was ich tue, schon ziemlich verrückt." Das vegetative Nervensystem überlisten? Wie soll das gehen?

Die Heizung des Körpers

Das vegetative Nervensystem ist für alle lebenswichtigen Funktionen wie Herzschlag, Blutdruck, Atmung, Verdauung und Stoffwechsel verantwortlich. Es besteht aus Nervenzellen (Neuronen), die Informationen vom zentralen Nervensystem in Hirn und Rückenmark an alle anderen Orte des Körpers weiterleiten. Mithilfe von elektrischer Ladung senden sie Signale an die verschiedenen Organe. Ändern sich die Umgebungsbedingungen, sinken zum Beispiel die Temperaturen, dann passt das vegetative Nervensystem die inneren Körperfunktionen optimal an diese

Situation an, indem es die entsprechenden Signale aussendet. Alle notwendigen Vorgänge werden automatisch ausgelöst, ohne dass wir sie „willentlich" in Gang setzen: Sobald es kalt wird, beginnt der Körper die Durchblutung der Haut zu reduzieren, ziehen sich die Blutgefäße zusammen, der Stoffwechsel wird aktiviert, und irgendwann beginnen auch die Muskeln zu zittern.

Damit alle unsere Organe einwandfrei funktionieren, muss der Körper eine konstante Temperatur von 37 Grad Celsius halten. Die verschiedenen Mechanismen des körperlichen Temperaturausgleichs funktionieren in etwa wie die Heizung eines Gebäudes: Das Absinken der Außentemperatur wird durch einen Thermostaten angezeigt – er befindet sich in unserer Haut. Kältepunkte, sogenannte Kaltsensoren, melden das Ereignis „Kälteeinbruch" an den Regler unserer Heizung, den sogenannten Hypothalamus. Nun beginnt der Organismus, vermehrt Wärme zu produzieren, indem er den Stoffwechsel erhöht. Des Weiteren übernimmt es unsere Muskulatur, Wärme herzustellen, und zwar durch das Anspannen von Körperteilen wie den Schultern und schließlich, wenn das nicht reicht, durch Zittern. Aber das ist noch nicht alles: Nicht nur die Heizung wird angeworfen, wenn es kalt ist. Auch „schließen" wir gewissermaßen „die Fenster": Die Blutgefäße in der Hautoberfläche ziehen sich zusammen, und die Durchblutung wird gedrosselt. Indem weniger warmes Blut direkt an der Hautoberfläche fließt, wird die Wärme im Inneren des Körpers gehalten. Und schließlich lässt die Produktion der Schweißdrüsen nach, denn auch über das Schwitzen verlieren wir Wärme.

Der Vergleich mit einer Heizung im Haus hat natürlich seine Grenzen. Sind wir zu lange zu niedrigen Temperaturen ausgesetzt, würde es nicht ausreichen, einfach den

Ofen mit mehr Heizöl oder Kohle zu nähren, etwa indem wir unseren Stoffwechsel durch Nahrungsaufnahme weiter „befeuern". Auch künstliche Wärmedämmung, zum Beispiel durch besonders dicke Kleidung, kann uns nur begrenzt am Leben erhalten. Über kurz oder lang müssen wir einfach raus aus der Eiseskälte – sonst wird es lebensgefährlich.

Ewiges Eis

Im März 1912 kamen der britische Polarforscher Robert Falcon Scott und seine Begleiter auf dem Rückweg vom Südpol ums Leben, den sie in einem Wettlauf mit dem Norweger Roald Amundsen als Erste zu erreichen hofften. Amundsen gewann das Rennen, er war bereits am 14. Dezember 1911 am Pol eingetroffen – und kehrte heil zurück. Allerdings verstarb er 16 Jahre später ebenfalls bei einer Expedition ins ewige Eis.

Scotts Niederlage im Wettlauf zum Südpol ist der vielleicht berühmteste „Tod in der Kälte". Medizinisch betrachtet haben er und andere Pioniere der Polarforschung dabei alle Stadien der Hypothermie durchlaufen (Hypothermie kommt vom Griechischen „hypo" – darunter, unter, weniger – und „thermos" – warm): von der einfachen Unterkühlung bis zum Stillstand aller Organe. Das ist der Prozess, den ein Körper durchmacht, wenn er für eine längere Zeit extrem niedrigen Temperaturen ausgesetzt ist.

Zunächst sinkt bei der sogenannten milden Hypothermie die Körpertemperatur auf 35 bis 32 Grad Celsius ab. Es zeigen sich Symptome wie Muskelzittern, ein zu hoher Puls (Herzrasen) und eine zu hohe Atemfrequenz, die schließlich zu Teilnahmslosigkeit (Apathie) und zur Beeinträchtigung des Urteilsvermögens führen. Das nächste Stadium, die mittelgradige Hypothermie, ist mit einer Körpertemperatur von 32 bis 28 Grad erreicht. Nun stellt der Körper seine zuvor übersteigerten Aktivitäten wie den zu hohen Puls und das Muskelzittern scheinbar resigniert ein: Der Puls und der Blutdruck sinken unter das normale Niveau ab, das Zittern hört auf – die Muskelreflexe funktionieren nicht mehr. Damit einher geht die sogenannte Kälteidiotie: Der Erfrierende bildet sich ein, ihm sei heiß, er beginnt, sich auszuziehen. Die schwere Hypothermie schließlich, eine Körpertemperatur von unter 28 Grad Celsius, führt von der Bewusstlosigkeit und dem Kreislaufstillstand zu einer verminderten Hirnaktivität. Dabei kann Blut in die Lunge fließen, mit der Zeit kommt es zu Herzrhythmusstörungen und schließlich zum Atemstillstand. Ein vielleicht tröstliches Detail: Schon das erste Stadium der milden Hypothermie gleicht einem Zustand starker Müdigkeit. Selbst dann, wenn noch Chancen auf Rettung bestehen, scheint es dem Erfrierenden, als locke ihn ein langersehnter Schlaf.

Mentale Wärme

Wer nahezu unbekleidet bis zu zwei Stunden im Eis verbringt, der müsste es auf dem Weg durch die Stadien der Hypothermie schon relativ weit bringen. Er wäre vielleicht noch nicht tot, aber sicherlich lebensgefährlich unterkühlt. Wim Hof berichtet, mit welchen Mitteln er die Gesetze der Natur aushebelt: „Durch Fokussierung und starken Willen kann man lernen, den Körper zu kontrollieren und zu beherrschen. Somit kann man auch tiefsitzende Systeme beeinflussen wie das vegetative Nervensystem. Im Jahr 2007 wurde ich in New York vom Feinstein Institut untersucht. Und die Wissenschaftler dort fanden heraus, dass ich die entzündlichen Körper in meinem Blutfluss unterdrücken kann – das war natürlich eine sensationelle Nachricht."

Damals berichtete selbst die *New York Times* von diesem „Endotoxin-Experiment". Bei dem an der Universität Nijmegen in Holland durchgeführten Versuch verabreichten die Ärzte dem Niederländer, während er sich auf seine Meditationsübungen konzentrierte, sogenannte Endotoxine: „… die Ärzte injizierten mir eine Art Gift, das direkt mit dem Immunsystem reagierte. Man bekommt normalerweise Fieber, Kopf- und Rückenschmerzen, man fühlt sich einfach miserabel – weil das Immunsystem anfängt, zu kämpfen. In diesem Moment – als die Kopfschmerzen begannen – habe ich durch meinen Willen und spezielle Atemübungen die Reaktion des Immunsystems unterdrückt. Die Wissenschaftler konnten das auf den Monitoren sehen, es ist alles dokumentiert."

Endotoxine sind Bestandteile der äußeren Zellwand von Bakterien, die typische Abwehrreaktionen des Immunsystems wie Fieber und Entzündungen auslösen. Das überraschende Ergebnis: Hofs Körper schüttete in größeren Mengen das Stress-Hormon Cortisol aus, das zur Unterdrückung der Immunabwehrreaktion – also zur Unterdrückung von Fieber, Kopfschmerz und Entzündungen – beiträgt. Gleichzeitig war in seinem Blut der Anteil an chemischen Stoffen, die für die Entzündungsreaktion verantwortlich sind, um 50 Prozent geringer im Vergleich zu anderen, gesunden Teilnehmern des Experiments.

Wim Hof setzt scheinbar bloße Willenskraft und Konzentration ein, um auf physische Prozesse Einfluss zu nehmen – und führt uns damit an die äußerste Grenze des Bereiches, den wir hier vermessen: Auf der einen Seite scheint vieles, was wir tun, von Vorgängen in unserem Körper bestimmt zu sein, auf der anderen Seite eröffnen uns Menschen wie Wim Hof die Möglichkeit, zu bestimmen und zu lenken, was in unserem Körper passiert. Da der Eiskünstler einen wissenschaftlichen Nachweis dafür hat, dass er das Verhalten seines Nervensystems und damit verbundene chemische Prozesse beeinflussen kann, möchte ich genauer wissen, wie er diese Fähigkeit erlernt hat und was er dabei tut. Ist er schon als Kind zu Besonderem in der Lage gewesen?

„Nein, ich war ein ganz normales Kind. Ich bin übrigens ein eineiiger Zwilling. Aber mein Bruder kann die Dinge nicht, denn er ist nicht trainiert. Ich habe zuerst Yoga probiert – aber das hat mich nicht zufriedengestellt. Danach bin ich ins kalte Wasser gegangen. Und in der Kälte hat alles begonnen. Dort habe ich gelernt, tief in meinen Körper zu gehen. Und wenn man weiß, wie man tiefer kommt, dann kann man auch starken Kräften wie der Kälte widerstehen."

Mir ist nicht klar, was ich mir unter seiner häufig gebrauchten Formulierung, er begebe sich „tiefer in seinen Körper", vorstellen soll. Wie genau geht das vor sich?

„Ich erreiche das durch spezielle Atemübungen und durch Konzentration. Außerdem ist mein kardiovaskuläres System sehr gut trainiert. Meine Durchblutung hilft dem Immunsystem. Meine Venen und Arterien sind in einem besseren Zustand ... dadurch, dass sie immer wieder der Kälte ausgesetzt werden."

Und wie sehen diese Atemübungen aus?

„Ich trainiere jeden Morgen eine Dreiviertelstunde. Durch meine spezielle Technik kann ich viereinhalb Minuten ohne Luft in der Lunge existieren. Irgendwo muss die Luft aber natürlich sein. Sie ist im Rest meines Körpers –

im Gewebe. Der Körper ist also in der Lage, viel mehr Sauerstoff zu speichern, als unsere Lungen es ermöglichen. Wenn man den Sauerstoff in alle Teile des Körpers bringt, dann beginnt alles besser zu funktionieren. Und das ist ein Teil meiner Technik, die es mir ermöglicht, tiefer in meinen Körper vorzudringen."

Das hört sich so an, als wäre da wirklich nichts Besonderes dabei – außer Training natürlich. Ich bin nun neugierig und will wissen, ob ich auch Sauerstoff in mein Gewebe atmen kann?

„Ja, ich kann Ihnen Dinge beibringen, über die Sie staunen werden – in nur fünf Minuten. Ich werde Ihnen zeigen, wie Ihr Körper wirklich funktioniert."

Das klingt interessant. Und tatsächlich verrät mir Wim Hof eine Übung:

„Ok, Sie wissen, wie man einen Luftballon aufbläst? Setzen Sie sich entspannt hin und haben Sie ein bisschen Platz um sich herum. Jetzt blasen Sie den imaginären Ballon auf. Durch die Nase einatmen, durch den Mund wieder aus. Konstant, nicht zu tief, nicht zu flach, ohne viel Druck."

Nach circa 45 Sekunden zeigt sich ein erstes Ergebnis:

„Es kann sein, dass Sie sich jetzt ein bisschen schwindelig fühlen", meint Wim Hof. „Das ist gut, denn jetzt dringt der Sauerstoff aus Ihren Lungen in Ihren restlichen Körper. Noch zehn Mal, … acht … neun … zehn. Und jetzt (nach einer Minute und 30 Sekunden) tief ausatmen, tief einatmen … dann alle Luft rauslassen … am Schluss stoppen Sie. Und jetzt machen Sie Liegestütze – aber ohne zu atmen."

Ich schaffe 28 Liegestütze – ohne ein einziges Mal Luft zu holen. Noch nie zuvor sind mir Liegestütze so leicht gefallen. Auch danach bin ich nicht außer Atem oder erschöpft. Es ist ein verblüffendes Resultat, das ich schon mit einer kleinen Übung von nur fünf Minuten erreicht habe. Dahinter verbirgt sich keineswegs Magie, sondern ein wissenschaftlich erklärbarer Vorgang: „So bringt man die Laktose aus dem System heraus, das ist der Stoff, der uns ermüden lässt. Das ist reine Chemie", sagt Wim Hof.

Laktose ist ein Milchzucker, der in Milchprodukten enthalten ist. Um den Milchzucker verwerten zu können, muss der Körper ihn während der Verdauung aufspalten. Das kostet den Körper Energie, die ihm während dieses Vorgangs nicht mehr für andere – sportliche – Leistungen zur Verfügung steht. „Ich arbeite gerade mit Top-Sportlern und Olympia-Teilnehmern. Und sie fühlen es auch", berichtet Wim Hof aus seinem beruflichen Alltag. Denn nicht nur das Sitzbad im Eis, auch andere extreme Unternehmungen gehören zu seinem Programm. Allein in Shorts bestieg er den Mount Everest, und nur mit Boxershorts und Mütze bekleidet, lief er 1999 in Sibirien bei –25 Grad einen Halbmarathon. Nebenbei gesagt: Für sibirische Verhältnisse waren das noch laue Temperaturen. Das zu Russland gehörende Sibirien liegt bis zu neun Monate im Jahr unter einer Schneedecke begraben und erreicht Minusgrade von bis zu 70 Grad. Nur in der Ostantarktis wird es noch kälter. Sie ist ein staatenloses Gebiet, das sich über Tausende von Kilometern um den Südpol ausbreitet. Hier wurde 1957 die niedrigste Außentemperatur der Welt von –89,2 Grad Celsius gemessen.

Würden Sie sich als extremen Menschen bezeichnen, frage ich Hof am Ende unseres Interviews. Seine Antwort:

„Nicht unbedingt als extremen, eher als erfüllten Menschen."

EXTREM HEISS

Wenn die Sauna zur Arena wird

Some like it hot – Manche mögen's heiß. Der Titel dieses berühmten Filmstreifens mit Marilyn Monroe handelt nicht von der echten, der physikalischen Hitze, sondern bedient sich einer ihrer Metaphern: Wo es besonders heiß zugeht, da ist das Blut in Wallung – und das nicht nur im übertragenen Sinne. Insbesondere das Blut der Männer ist ständig in Gefahr, sei es, dass es beim Anblick heißer Frauen schneller fließt oder bei einer hitzigen Auseinandersetzung mit dem Gegner. Doch auch politische und gesellschaftliche Themen werden gerne heiß diskutiert, wobei natürlich nichts so heiß gegessen wird, wie es gekocht wurde. Sagen zumindest die, die ganz cool über der ganzen Aufregung stehen. Noch Fragen?

In der Wüste

Die verschiedenen Formen der aufwallenden Gefühle, der inneren Hitze, sind hier nicht das Thema. Vielmehr die

Frage: Wann und wo wird es dem Körper von außen richtig heiß? In der Wüste, klar. Und natürlich gibt es sie, die Extremsportler, die sich der Hitze so lange aussetzen, dass sie immer gerade einen Schritt, bevor der Tod sie einholen kann, die nächste Oase erreichen. Der Dokumentarfilm „Bis an die Grenzen des Körpers. In der Gluthitze der Wüste" von David Rosanis erzählt von so einem Mann, der in großer Einsamkeit seinen ganz persönlichen Wettkampf mit dem Sonnengott austrägt. Der französische Wüstenforscher Régis Belleville schafft es, bis zu 49 Tage durch die Wüste zu ziehen, ohne unterwegs Wasser aufnehmen zu müssen – das, was seine Kamele zu tragen vermögen, reicht ihm für diese Zeit. „Ich trockne gänzlich aus, aber ich darf nicht sterben. So einfach ist das", erklärt Belleville, und ein wenig ausführlicher erläutert er, dass er den Wasserverlust seines Körpers um fast zwei Drittel reduzieren kann. Dadurch verbraucht er an einem acht- bis neunstündigen Tagesmarsch durch die Wüste nur vier anstelle der zwölf Liter, die ein normaler Mensch verlieren würde. Wie er in dem Film berichtet, hat er seinen Organismus darauf trainiert, kaum zu schwitzen und den Stoffwechsel herunterzufahren, sodass er nur noch sehr wenig Flüssigkeit ausscheidet. Bellevilles Leistung ist sehr beeindruckend, und sie erinnert an den Mann in der Kälte, Wim Hof, der sein vegetatives Nervensystem beeinflussen kann. Denn auch Belleville verändert durch Konzentration und Übung ganz elementare Funktionen seines Körpers, wie das Ausscheiden von Flüssigkeit über Haut und Blase. Vorgänge, die wir normalerweise nicht kontrollieren können.

Doch wo, wenn nicht in der Wüste, sind wir noch extrem hohen Temperaturen ausgesetzt?

Von Saunarittern und Aufguss-spezialisten

Michaela Butz, Reiseverkehrskauffrau aus Hessen, 38, ge-hört zu denen, die es besonders heiß mögen. Seit ihrem fünften Lebensjahr geht sie in die Sauna. Dem Verein „Saunaritter e. V." in Hessen, der 27 Mitglieder hat, gehört sie seit 2009 an. Dort wurde sie „abgehärtet" und deut-sche Saunameisterin. Durch das spezielle Training im Ver-ein ist sie auch zur Sauna-WM gekommen, bei der sie schließlich 2010 Weltmeisterin wurde.

Etwas macht hier stutzig. Bisher hatte man die Gewohn-heit mancher Menschen, in ihrer Freizeit zu schwitzen – meist in Holzhütten und nur mit einem Handtuch be-kleidet –, den Sphären der Wellness-Kultur zugeordnet. Saunagänge stärken bekanntermaßen das Immunsystem, da die hohen Temperaturen von 80 bis 100 Grad in der Lage sind, Viren und Bakterien, also mögliche Krankheits-erreger, abzutöten. Sie fördern außerdem die Entspan-nung der Muskeln und dienen der Regeneration der Haut. Besonders effektiv ist dieses Prozedere in einem ausgewo-genen Wechsel mit eiskalten Duschbädern und anschlie-ßenden Ruhepausen. Aber Sport? Wettkampf?

Offenbar verlockte die Möglichkeit, bis an extreme Gren-zen zu gehen, dem Körper eine außerordentliche Leistung abzuverlangen und sich hierin mit anderen zu messen, dazu, einen Wettbewerb im Saunieren, gar eine WM zu er-finden. Das geschah 1999 in Heinola, Finnland, dem Ur-sprungsland der Sauna.

Bei der Sauna-WM gibt es Vorrunden, Achtel-, Viertel-, Halbfinale und Finale. Jeweils sechs Teilnehmer treten in einer Kabine gegeneinander an. Die Temperatur in der

Sauna beträgt 110 Grad. Alle 30 Sekunden wird mit einer Aufguss-Automatik ein halber Liter Wasser auf den Ofen gegossen. Mit jedem dieser Aufgüsse steigt die Luftfeuchtigkeit um bis zu drei Prozent. Und weil Luft alleine ein schlechter Wärmeleiter ist – Wasser aber ein guter –, steigt damit auch die gefühlte Temperatur permanent an. Bei der Sauna-WM kommt es nicht auf die gestoppte Zeit an, sondern darauf, welcher Leistungs-Schwitzer die Sauna als Letzter verlässt. Jede Sauna ist anders gebaut und belüftet, jeder Ofen heizt anders. Deshalb unterscheidet sich die Dauer, die es die Teilnehmer bei den verschiedenen Wettkämpfen in der heißen Luft aushalten. Michaela Butz, die deutsche Sauna-Weltmeisterin, saß bei der deutschen Meisterschaft 10 min 25, bei der WM hielt sie es „nur" 3 min 55 aus – aber sie gewann damit beide Wettbewerbe. Dabei verlangte sie ihrem Körper jedes Mal einiges ab, wovon sie mir in einem Interview berichtete. Frau Butz, wie fühlt man sich in der extremen Hitze?, lautete meine Eingangsfrage.

„Wie ein Frosch im wärmer werdenden Wasser, aber man bleibt einfach sitzen (lacht). Es ist schon sehr heiß – und manchmal frage ich mich für einen Moment: Warum gehe ich nicht einfach raus? Aber ich mag die Hitze, meine Haut kann die Wärme gut abtransportieren. Das Gefühl des Sieges entschädigt letztlich für die Schmerzen, denn es wäre gelogen zu behaupten, es tue nicht weh. Gibt es eine Sportart, in der Weltmeister werden nicht weh tut? Um an die Spitze zu kommen, muss man immer die Zähne zusammenbeißen – und ich komme mit der Hitze in der Sauna eben gut klar."

Ich versuche mir das vorzustellen: Tatsächlich wird ja der Raum, in dem die Teilnehmer sich befinden, langsam, aber stetig immer stärker erhitzt – der Vergleich mit dem

Frosch scheint da gar nicht so weit hergeholt. Inwiefern aber handelt es sich beim „Sitzen und Schwitzen" um eine Leistung, die man trainieren kann? Ist es nicht vielmehr so, dass wir individuell unterschiedlich auf Hitze reagieren und nach Veranlagung zu unterschiedlichen Zeitpunkten die Grenze dessen erreichen, was wir aushalten können?

„Man kann das Schwitzen trainieren", sagt Butz, „indem man schlicht und einfach viel und regelmäßig in die Sauna geht. Man sieht es an Menschen, die fast nie in der Sauna sind: Sie schwitzen sehr wenig. Jeder, der regelmäßig in die Sauna geht, transpiriert sehr viel mehr. Deshalb trainiere ich regelmäßig mindestens einmal die Woche – vor Wettkämpfen sogar drei Mal die Woche. Man wird besser mit der Zeit."

Die Grenze dessen, was der menschliche Körper an Hitze erträgt, scheint dennoch schnell erreicht. Während bei gängigen Sportarten immer wieder neue Rekorde aufgestellt werden, immer schnellere 100 Meter gerannt, immer tiefere Tiefen getaucht und immer größere Weiten gesprungen werden, gab es in der kurzen Geschichte der Sauna-Weltmeisterschaft schon einen tödlichen Unfall. Deshalb die Frage an Frau Butz: Ist es für Sie in der Sauna schon mal gefährlich geworden?

„Noch nie! Nicht mal ansatzweise. Ich habe eine bestimmte Sitzposition, in der ich mit meiner rechten Hand meine Pulsfrequenz kontrolliere. Wenn es für meinen Körper zu viel wird, dann ist Schluss. Ich sage zwar zu mir: Sitzen bleiben! Aber irgendwann laufen meine Füße von alleine los."

Bei der Sauna-WM geht alles streng nach Reglement: Die Teilnehmer sitzen auf gleicher Bankhöhe, dürfen sich nur sehr wenig bewegen, die Größe der Badebekleidung ist auf den Zentimeter genau vorgeschrieben. Schweiß-

Wegwischen ist untersagt, sämtliche Hilfsmittel sind verboten – und vor der Sauna stehen Sanitäter. Das Risiko scheint also berechenbar zu sein – und trotzdem kam es 2010 zu einem schrecklichen Unfall, bei dem der russische Teilnehmer Vladimir Ladyzhenskiy starb. Butz kennt die Hintergründe dieses Vorfalls:

„Es hat sehr lange gedauert, bis die Untersuchungsergebnisse bekanntgegeben wurden. Ladyzhenskiy war hochgradig gedoped. Er hatte Schmerzmittel genommen und sich zusätzlich den ganzen Körper mit einer Lokal-Anästhesie-Creme eingerieben, sodass er die Hitze nicht mehr gespürt hat. Das war sehr unsportlich und ein klarer Regelverstoß. Sein Tod ist furchtbar, aber auch selbstverschuldet. Darunter hat der Saunasport sehr gelitten."

Doch auch ohne Doping kann man in der Sauna über seine Grenzen hinausgehen. Der fünffache Saunaweltmeister Timo Kaukonen aus Finnland lag nach der Weltmeisterschaft zwei Monate lang im künstlichen Tiefschlaf.

„70 Prozent seiner Haut waren verbrannt. Ich stand direkt vor der Sauna. Als sie ihn nach sieben Minuten rausgeholt haben, löste sich seine Haut von Armen und Beinen. Mir ist das wirklich unbegreiflich, so eine Willenskraft kann ich nicht aufbringen. Ich gehe bis an meine Grenze – wenn man gewinnen will, muss man das. Aber ich überschreite diese Grenze nicht", erklärt Michaela Butz. Sie hält Maß, und auf meine Frage, ob ihr Hausarzt sie für verrückt hält, antwortet sie:

„Nein, mittlerweile bin ich mit meinem Arzt sogar befreundet. Er untersucht mich regelmäßig – denn man muss bei Wettkämpfen immer ein ärztliches Attest vorlegen. Ich achte immer auf meine Gesundheit. Und meine Blutwerte sind – seitdem ich die Wettkämpfe mache – sogar besser geworden."

Dennoch, die Vorfälle um Ladyzhenskiy und Kaukonen wurden polizeilich untersucht und haben letztlich dazu geführt, dass die Sauna-Weltmeisterschaft bereits elf Jahre nach ihrer Erfindung wieder eingestellt wurde. Das hindert Michaela Butz nicht daran, ihr sportliches Hobby weiter zu betreiben. Mit welchen Mitteln bringt sie ihren Körper dazu, der Hitze möglichst lange standzuhalten?

„Ich kühle mich vorher ab – ein paar Minuten in einem Tauchbecken. Dann versuche ich, ruhig zu sein. Es ist sehr wichtig, dass man möglichst flach und wenig atmet. Da gibt's natürlich auch eine bestimmte Atemtechnik, wie man die Hitze ‚wegatmen' kann…"

Wie macht man das genau?

„Soll ich Ihnen wirklich meinen Trick verraten? Also: Würden Sie den Mund geschlossen halten und nur durch die Nase atmen, wäre das nicht möglich. Sie hätten Brandblasen an den Nasenflügeln. Würden Sie nur durch den geöffneten Mund atmen, käme die heiße Luft direkt an den Gaumen – also hätten Sie eine Brandblase am Gaumen. Wenn Sie ganz tief einatmen, verbrennen Sie sich die Luftwege. Also muss man versuchen, eine Technik zu finden – bei der man alles ein bisschen einsetzt."

Der Geheimtipp der Saunaweltmeisterin ist also: flach atmen – durch Nase und Mund zusammen? Habe ich den Trick also doch herausgekitzelt?

„Na ja, es gibt ja noch zusätzlich ein paar andere Techniken… Was mache ich mit meiner Zunge? Wie weit mache ich den Mund auf? Wie ist das genaue Verhältnis zwischen Nase und Mund? Und da sind noch ein paar andere Dinge, die ich lieber für mich behalte."

Auch wenn sie uns hier nicht all ihre Tricks verrät – inzwischen gibt Frau Butz Sauna-Seminare für Anfänger. Denn sie kennt eine ganze Reihe von Strategien und Verhaltensregeln, die der Saunagänger beachten sollte – dem eigenen Körper zuliebe:

„Auf jeden Fall nicht warm, sondern eiskalt abduschen nach der Sauna. Das ist das A und O. Und am besten auch die Atemwege an der frischen Luft abkühlen. Möglichst wenig essen – oder nur leichte Mahlzeiten. Viel trinken! Und auf die Ruhephasen achten. Es ist sehr wichtig, dass man Zeit zwischen den Aufgüssen hat. Mindestens eine halbe Stunde nach jedem Saunagang – besser sogar eine ganze Stunde. Die Sauna soll ja Spaß machen."

Spaß? Auf jeden Fall soll das Saunieren für Erholung und Entspannung sorgen und der körperlichen Gesundheit dienen. Insbesondere in den kalten, nordeuropäischen Wintermonaten. Einer Meldung der Webseite *Yahoo.de* (vom 25.11.2011) zufolge, sollen die Deutschen inzwischen auch zahlenmäßig Saunaweltmeister sein – kein anderes Volk betreibe dieses Freizeitvergnügen so häufig, heißt es da. Es muss also nicht unbedingt der Sport sein, auch die Wellness-Sauna hat ihren Reiz – für die meisten von uns. Deshalb meine letzte Frage an Frau Butz: Würden Sie wieder an einer Sauna-WM teilnehmen?

„Jederzeit! Ich bin sehr traurig darüber, dass es keine mehr gibt. Ich würde meinen Titel gerne verteidigen."

Ganz vorbei ist es indessen mit den Wettbewerben in der Sauna nicht: Nach dem Ende der finnischen Wettkämpfe wurde in Österreich eine neue Variante ins Leben gerufen, die sich ebenfalls „Sauna-WM" nennt. Auf der Homepage der Veranstalter (http://www.sauna-wm.com) werden die Regeln erklärt: „Die Sauna WM wird in zwei unterschiedlichen und unabhängigen Wettbewerben ausgetragen. Im Bewerb ,DER ERLEBTE AUFGUSS' wird der beste Aufgießer ermittelt [...]. Dieser Bewerb prämiert die hohe Kunst des Aufgießens und ist der Hauptbewerb bei der Sauna WM. Parallel dazu wird im Bewerb ‚POWER-WACHELN' die Person ermittelt, die die höchste Windgeschwindigkeit beim ‚Wacheln' erzielt." Beim „Wacheln" – sicher ein österreichisches Wort – schlägt der Aufgießer ein Handtuch so in der Luft, dass er damit einen möglichst starken Wind erzeugt, der, angesichts der Temperaturen in der Sauna, wie ein Wüstenwind auf die Schwitzenden niederfegt. Wer hätte gedacht, dass es sich einmal jemand einfallen ließe, die mit einem bloßen Handtuch in einer Holzhütte erzeugte Windgeschwindigkeit zu messen!

Die Sonne in der Seele

Die Grenzen dessen, was der Körper an Hitze ertragen kann, sind eng. Medizinisch gesehen töten besonders heiße Temperaturen, wie sie in der Sauna oder aber bei hohem Fieber erreicht werden, Viren ab – wir halten dies jedoch nur kurze Zeit aus. Denn bei anhaltender Hitze denaturieren die Zellen, das heißt die Struktur der Moleküle, aus denen sie bestehen, zerfällt – die Zelle wird zerstört. Wird das Blut allzu heiß, überlebt der menschliche Körper das nicht. Hitze und Gefahr – auf diesen Zusammenhang weist auch, wie eingangs bereits angedeutet, unsere Alltagssprache hin. „Das ist mir zu heiß" sagen wir, um zu begründen, warum wir von einer Handlung Abstand nehmen. Etwa wenn wir beim Pokerspiel aussteigen, weil wir befürchten, dass der Gegner nicht blufft, sondern wirklich das bessere Blatt in der Hand hält.

Ganz anders die Metaphorik der Wärme. Wenn es uns „warm ums Herz wird", bedeutet das in der Regel, dass wir uns besonders wohl fühlen. Wie sehr solche Redewendungen tatsächlich körperlichen Vorgängen entsprechen, ist in letzter Zeit zunehmend zum Gegenstand medizinischer Forschung geworden. Dabei haben Neurobiologen erstaunliche Erkenntnisse über den Zusammenhang der physikalischen, körperlich erfahrbaren und der „psychischen", subjektiv wahrgenommenen Temperatur zu Tage gebracht. Glaubt man den neuesten Untersuchungen, so gibt es einen engen Zusammenhang zwischen der Warm- und Kaltherzigkeit von Menschen, die uns begegnen, und der gleichzeitig vom Körper empfundenen Temperatur. Intuitiv haben wir immer schon Wärme mit zwischenmenschlicher Nähe, Kälte mit Einsamkeit, aber auch mit Ablehnung und Unfreundlichkeit verknüpft. Nun zeigt eine Studie: Wer betrübt ist und gerade keinen tröstenden Nächsten zur Verfügung hat, dem kann eine Tasse heißen Tees genauso helfen. Von der sinnbildlichen Wärme eines uns liebenden Menschen werden in einem solchen Moment dieselben Hirnareale angesprochen wie von der physikalischen Wärme des Getränks – so die überraschende neurobiologische Erklärung. Im Zuge einer anderen Studie wurden Versuchspersonen aufgefordert, sich an eine Situation des sozialen Aufgehobenseins zu erinnern. Kurz darauf bat man sie, die Raumtemperatur einzuschätzen, unter dem Vorwand, die Heizung sei defekt. Das Ergebnis: Die Menschen, die sich „geborgen" fühlten, schätzten die Raumtemperatur um gut 2,5 Grad wärmer ein als diejenigen Probanden, die sich zuvor an eine Situation sozialer Ablehnung erinnern sollten. Die vom Körper empfundene Raumtemperatur wurde offenbar mit Gedanken an „wärmende" oder „kalte" soziale Erlebnisse um bis zu 2,5 Grad beeinflusst.

Man könnte daraus vielleicht schließen, dass die innere, metaphorische Hitze durchaus ihre körperliche Entsprechung hat. Und in der Tat ist es ja so, dass der Puls schneller schlägt, wenn sich die Gemüter besonders erregen, und uns Menschen dabei auch physisch wärmer wird.

Sollte dieser Zusammenhang auch einer der geheimen Tricks der Sauna-Weltmeisterin sein? Hat sie es noch ein wenig länger in der Sauna ausgehalten als alle ihre Konkurrenten, weil sie sich in Erinnerung gerufen hat, wie jemand besonders unfreundlich zu ihr war ...?

EXTREM TIEF

Le Grand Bleu oder Lungenflügel in Orangengröße

Ein Mann liegt in der Badewanne, seine Armbanduhr auf dem Wannenrand neben ihm. Kurz bevor der Sekundenzeiger auf Zwölf springt, atmet er einmal tief ein. Dann taucht er unter. Er wird ganz ruhig: „Alles Leben kommt aus dem Wasser", lässt er seine Gedanken schweifen. „Pflanzen, Tiere und auch wir Menschen haben unseren Ursprung in der glücklichen Verbindung aus Wasserstoff und Sauerstoff." Er erinnert sich an das Lieblingstier seines Biologielehrers: „Das Lanzettfischchen ist eines der ältesten Wasserbewohner mit einer Art Wirbelsäule. Es lebte schon vor ungefähr 550 Millionen Jahren im Meer und ist einer unserer Vorfahren."

Der Mann horcht in sich hinein, spürt sein Herz langsam und ruhig schlagen. Unter Wasser, so scheint ihm, hört man sogar das eigene Blut rauschen. „Dann wäre da noch der Lungenfisch", führt er seine Gedanken fort. „Noch ein Artverwandter aus dem Wasser. Neben Kiemen verfügt er über eine einfach gebaute Lunge, der er seinen Namen verdankt und die für eine enge Verwandtschaft mit den Landwirbeltieren spricht. Die Lunge braucht er in Trockenzeiten, wenn sein heimatliches Gewässer versiegt und er sich für Wochen im Schlamm vergräbt."

Langsam fällt dem Mann das Nachdenken über den Ursprung allen Lebens schwerer. Sein Gehirn weist ihn unmissverständlich darauf hin, dass er sich besser um seine Sauerstoffreserven kümmern sollte. Der Impuls, atmen zu wollen, wird stärker. Er kennt diesen Impuls, gibt ihm aber nicht nach, konzentriert sich: Ein lebendes Fossil, das ihn in der Schule schon sehr beeindruckt hat, ist der Ginkgo, eine in China heimische, heute weltweit verbreitete Baumart. Auch der Ginkgo verrät etwas über unsere Herkunft aus dem Wasser – und zwar durch seine Samen. Ähnlich den menschlichen Spermien haben seine Samenzellen Geißeln, peitschenähnliche Anhängsel, die der Fortbewegung im feuchten Medium dienen. Diese Funktion haben die Geißeln jedoch längst verloren, denn die Samenzellen werden, wie bei vielen Pflanzen, über den Wind verbreitet. Uns dienen sie bis heute als Beleg für unsere jahrtausendelange Entwicklung – vom Wasser ans Land.

„Das war's!", der Kopf des Mannes schnellt aus dem Wasser. Den ersten Atemzug genießt er nicht, er braucht ihn. So stellt er sich den ersten Atemzug eines Säuglings vor. Er blickt zur Uhr: Acht Minuten und 32 Sekunden. Damit gibt er sich noch nicht zufrieden. Er gönnt sich eine Pause, dann will er es noch einmal versuchen. Der Mann dreht den Heißwasserhahn auf, entspannt sich und denkt weiter über den feuchten Lebensspender nach: „Unsere Evolution zeigt, dass wir Wirbeltiere eine lange Zeit im Wasser verbracht haben. Die Entwicklung eines menschlichen Embryos im Mutterleib ist nichts anderes als die

Wiederholung dieser stammesgeschichtlichen Entwicklung aller Lebewesen – im Zeitraffer. Nicht nur, dass ein Embryo im Anfangsstadium einer Kaulquappe ähnelt. Er hat eine Art Schwanz, von dem später nur das Steißbein übrigbleibt, das wiederum als Überbleibsel der Schwanzwirbel der Wirbeltiere angesehen wird. Außerdem entstehen bei allen Wirbeltieren – auch beim Menschen – während der Embryonalentwicklung Kiemenbögen, aus denen später Unterkiefer und Kaumuskulatur gebildet werden.

Und für eine kurze Zeit nach der Geburt verfügt das Neugeborene über den sogenannten Atemschutzreflex. Als erinnere sich sein Körper nicht nur an die letzten neun Monate im Fruchtwasser, sondern an unsere evolutionäre Entwicklung überhaupt. Dieser Reflex ist ein Schutzmechanismus. In dem Moment, da der Körper des Neugeborenen ins Wasser eintaucht, setzt (durch eine Stimulation des Parasympathikus) die Atmung aus, der Herzschlag wird langsamer und der Blutkreislauf versorgt überlebenswichtige Organe mit Sauerstoff. Zwischen dem dritten und dem sechsten Monat verlieren Babys diese Fähigkeit. Doch der Mann weiß: „Man kann sie sich jederzeit wieder antrainieren."

Fremde Welten

Die Pause ist vorüber. Wieder zeigt der Sekundenzeiger kurz vor zwölf, einmal einatmen – und los geht's. „Die Beziehung, die uns mit dem Wasser verbindet, ist also schon sehr alt", resümiert der Badewannentaucher. „Wie eine alte Liebe, zu der keine Rückkehr mehr möglich ist. Denn wie die kleine Meerjungfrau in Andersens Märchen ihren Fischschwanz für ein Paar Beine aufgibt, haben wir unsere

Kiemen gegen ein Paar Lungen getauscht. Damit bleibt uns der Weg zurück in die alte Welt auf immer verwehrt. Geblieben ist ein Gefühl von Nähe – und eine unstillbare Sehnsucht. Als wollten sich die Menschen mit dieser endgültigen Trennung nicht abfinden. Stattdessen sind wir, angetrieben von Neugier und Abenteuerlust, schon immer auf der Suche gewesen nach Wegen und Techniken, die Tiefe der Ozeane zu ergründen. Eine schwierige Suche. Erste Modelle für Taucherglocken wurden zwar bereits von Aristoteles beschrieben. Doch erst im 17. Jahrhundert setzte man die wenig Vertrauen erweckenden Ungetüme ein, um unter Wasser zu gelangen. Für ihre Insassen entpuppten sie sich oft als nasser Sarg. Trotz der modernsten U-Boote und hochtechnisierter Tauch-Roboter, die uns heute zur Verfügung stehen, bleibt der Ozean in weiten Teilen unerforscht. Mehr als 70 Jahre, bis 1985, hat es gedauert, bis ein amerikanisch-französisches Wissenschaftlerteam das Wrack der vermeintlich unsinkbaren Titanic aufspüren konnte. Und einer Meldung des *Spiegel* vom 7. Dezember 2011 zufolge ist es einem Forscherteam gerade erst gelungen, den tiefsten Ort des Meeres, den Marianengraben, genauer zu vermessen. Er ist zwei Kilometer tiefer, als der Mount Everest in die Höhe ragt. 10 994 Meter lautet die neue Zahl. Angesichts des Drucks, der dort unten herrscht, gelingt die Vermessung nur mithilfe eines Roboters, der anstelle des Menschen in die Tiefe herabgelassen wird", sinniert der Mann. Als er diesmal auftaucht, ist er zufrieden: Seine Uhr zeigt acht Minuten und 53 Sekunden. Er beendet seinen Selbstversuch für heute, bleibt aber noch eine Weile in der Wanne liegen und belohnt sich, indem er den Hahn mit dem warmen Wasser noch einmal aufdreht.

Atemstillstand

Die Szene in der Badewanne ist frei erfunden. Aber den Mann, der im Ruhezustand über neun Minuten die Luft anhalten kann, gibt es wirklich. Er heißt Herbert Nitsch, ist Österreicher und hat 32 Weltrekorde aufgestellt. Aktuell hält er noch vier. Seine wohl spektakulärste Leistung: ein Tauchgang in der Disziplin *No-Limit* – mit nur einem Atemzug hinab in 214 Meter Tiefe. Das ist eine kaum vorstellbare Zahl. Vom Boden bis zur Mitte der Kugel des Berliner Fernsehturms sind es 212 Meter! In der Disziplin *No-Limit* wird der Taucher stehend auf einer Art Schlitten festgeschnallt, der durch das Eigengewicht des Sportlers in die Tiefe fährt. In vorher definierter Höhe stoppt der Schlitten, eine Seilwinde zieht ihn wieder an die Oberfläche. Der Tauchgang dauert viereinhalb Minuten. Nitschs größter Konkurrent, Loïc Leferme aus Frankreich, kam 2007 bei einem Tauchgang in 170 Metern Tiefe ums Leben.

Das Apnoetauchen, das Tauchen ohne Atemgerät, ist viel älter als der Extremsport. Die frühesten historischen Quellen, die über Perlen-, Schwamm- und Jagdtaucher berichten, gehen zurück bis ins fünfte Jahrhundert vor unserer Zeitrechnung. Auch heute gibt es auf den Inseln des Tuamotu-Archipels sowie in Korea und Japan noch Taucher, die auf diese Art und Weise ihren Lebensunterhalt verdienen. Männer und teilweise auch Frauen tauchen unabhängig von Wetter und Wassertemperatur über ein bis zwei Minuten lang 150 bis 250 Mal am Tag in Tiefen von durchschnittlich fünf bis 20 Meter. Zwischen den Tauchgängen machen sie eine Pause von zwei bis drei Minuten.

Seit das Apnoetauchen als Leistungssportart betrieben wird, sind immer größere Tiefen erreicht worden – was mit erheblichen Herausforderungen für das Herzkreislaufsystem und die Atmung der Taucher verbunden ist. Die Unfallgefahr ist extrem groß. Dabei handelt es sich nicht um das klassische Badeunglück am Urlaubsstrand, sondern um Unfälle, die absolut durchtrainierten Menschen widerfahren. Als ich mit Herbert Nitsch spreche, macht er mir ziemlich schnell klar, dass ein untrainierter Körper den Gegebenheiten eines Apnoetauchgangs in keiner Weise standhalten könnte: „Herr Nitsch, wenn ich mich – als Tauch-Anfänger – auf 214 Meter Tiefe begeben würde – ich wäre vermutlich tot, oder?"

„Sie würden wahrscheinlich schon in 30 Metern Tiefe keine Trommelfelle mehr haben – und spätestens bei 70 Metern würde Ihre Lunge bluten, Ihre Lungenbläschen würden einfach platzen. Sie kämen bewusstlos unten an – und spätestens an der Oberfläche wären Sie tot."

Bloodshift

Was läuft im Körper eines Apnoetauchers anders ab als bei einem untrainierten Menschen? Wieso können manche Menschen eine solche Extremsituation überleben und andere nicht? Zuerst einmal muss man sich die besonderen Bedingungen beim Tauchen vor Augen halten: Durch den zunehmenden Umgebungsdruck werden die Lungen eines Tauchers während des Abstiegs stark komprimiert, also zusammengedrückt, und beim Aufstieg wieder dekomprimiert. Das geschieht innerhalb kürzester Zeit, innerhalb von circa vier Minuten. In dieser Zeit verringert sich das Lungenvolumen während des Abstiegs enorm. Bei einem Tauchgang in der Größenordnung von Herbert Nitschs Rekord schrumpfen seine Lungenflügel auf die Größe zweier Orangen zusammen. Während die Lunge eines Apnoetauchers vor Tauchbeginn um die zehn Liter Luft fassen kann – eine untrainierte Lunge nimmt etwa sechs Liter auf –, enthält sie in der Tiefe nur noch circa 0,5 Liter. Auf jedem Quadratzentimeter seines Körpers lasten 13 Kilogramm.

Der beim Tauchen entstehende und sich ständig verändernde Druck von Sauerstoff oder Kohlenstoff in der Lunge oder im Blut nennt sich Partialdruck. Je weiter der Taucher in die Tiefe gelangt, desto höher steigen die Lungen-Partialdrücke von Sauerstoff, Kohlendioxid und auch von Stickstoff. Alle drei Gase diffundieren ins Blut. So kommt es – sehr vereinfacht gesagt –, dass der Taucher während des Abstiegs nicht unter Sauerstoffarmut leidet.

Nach nur wenigen Sekunden geht es dann wieder Richtung Oberfläche, die Lunge dehnt sich aus, gleichzeitig fällt der Umgebungsdruck. Die Partialdrücke sinken wieder, und nun kann es, wenn der Taucher sich zu lange am Boden aufgehalten hat, einige Meter unter der Wasseroberfläche sehr wohl zu Sauerstoffmangel kommen. Ein Grund dafür, warum Taucher nicht etwa in der größten Tiefe, sondern erst kurz vorm Auftauchen häufiger ohnmächtig werden.

Vor dem Hintergrund dieser physiologischen Besonderheiten frage ich Herbert Nitsch, was er genau tut, um diesen extremen Bedingungen standhalten zu können. Seine Antwort: „Ich experimentiere sehr viel mit verschiedenen Trainingsmethoden und -techniken. Unter anderem geht es um den sogenannten Bloodshift, einen ziemlich komplexen physiologischen Vorgang, den man nur schwer in wenigen Worten erklären kann. Aber im Prinzip muss man versuchen, sein Blut umzuverteilen – aus den Armen und Beinen in den Bauch- und Brustraum.“

„Wie machen Sie das?"

„Man taucht, nachdem man komplett ausgeatmet hat, ein paar Mal auf ungefähr 15 Meter Tiefe, sodass das Blut in die Lungengefäße strömt. Das passiert später beim Extrem-Tauchgang auch – allerdings nicht schnell und effizient genug. Deshalb muss ich den Bloodshift vorher schon einleiten."

Bis Mitte der 1950er Jahre waren Tauchmediziner der Meinung, dass Apnoetauchen unter 40 Metern Tiefe zu einem Lungenriss führen müsse. Der Bloodshift, eine Umverteilung des Blutes aus den Extremitäten in die Lunge, ist ein Teileffekt des sogenannten Tauchreflexes und der Hauptgrund, warum Apnoetaucher so tief tauchen können. Er ähnelt in seiner Funktion dem Atemschutzreflex der Neugeborenen: Durch das Eintauchen des Körpers ins Wasser ausgelöst, zieht sich die Ringmuskulatur in den Blutgefäßen der Arme und Beine zusammen und verringert so das Gesamtvolumen der Blutgefäße im Körper. Daher wird ein größerer Anteil des Blutvolumens in die Lunge verlagert.

Andere Extrem-Taucher berichten, dass sie vor einem Tauchgang hyperventilieren, um mehr Sauerstoff in ihre Lungen aufnehmen zu können. Der französische Tauchweltmeister in der Disziplin *Constant Weight* und Konkurrent von Herbert Nitsch, Guillaume Néry, berichtet, dass er erstmals nach etwa vier Minuten das Bedürfnis verspüre, zu atmen. „Aber ich habe trainiert, das Gefühl noch vier weitere Minuten zu unterdrücken und dabei ruhig zu bleiben", erzählt er in einem Interview mit dem *Spiegel*. (*Constant Weight* bedeutet übrigens, dass der Taucher alle Gewichte, die ihn nach unten ziehen, durch eigene Körperkraft, also ohne Schlitten, wieder an die Oberfläche bringen muss.) Nachdem ein Apnoetaucher hyperventiliert hat, dauert es also länger, bis er das Bedürfnis verspürt, wieder zu atmen. Seine Sauerstoffreserven verändert dies jedoch kaum. Beim Wiederauftauchen kann der Sauerstoff-Partialdruck auf so niedrige Werte abfallen, dass Sauerstoffmangel und die Gefahr einer Ohnmacht entstehen.

Abgesehen davon kann der Apnoetaucher den Atemreflex nicht nur durch Hyperventilieren, den Bloodshift oder ein größeres Lungenvolumen hinauszögern. Néry verrät im Interview einen weiteren Atem-Trick, mit dem er arbeitet: „Ich komprimiere die Luft in der Lunge mit einer speziellen Atemtechnik, ich mache kleine Atemzüge in kurzen Abständen. Damit mehr hineingeht."

Mentaltauchen

Als ich Herbert Nitsch frage, wie lange er für einen Wettkampf oder Rekordversuch trainiert, klingt seine Antwort erstaunlich entspannt: Er versuche, sich generell fit zu halten mit Fahrradfahren und Krafttraining. Erst kurzfristig, etwa eine Woche vor einem Wettkampf, beginne er mit intensiveren Vorbereitungen. „Jeden Tag zwei Trainingseinheiten. Natürlich im Wasser – aber zusätzlich trainiere ich auch zu Hause auf der Couch: Luftanhalten. Mindestens eine Stunde pro Tag, mit Intervallen natürlich." Sein persönlicher Rekord im Ruhezustand: neun Minuten und vier Sekunden!

Wohl jeder hat schon einmal mit dem Blick auf die Uhr versucht herauszufinden, wie lange er die Luft anhalten kann – ob auf dem heimischen Sofa oder, weil es authentischer wirkt, in der Badewanne. Aber so etwas Elementares wie den Atemreflex beeinflussen zu wollen stelle ich mir extrem schwierig vor. Nitsch muss meiner Auffassung nach über eine unglaubliche mentale Stärke verfügen. Ich frage ihn, welche Rolle die Psyche beim Apnoetauchen spielt und ob er meditiere.

„Ich habe nie gelernt zu meditieren. Aber ich habe mir sagen lassen, dass ich es trotzdem tue. Der mentale Faktor ist entscheidend bei einem Wettkampf. Man muss sich die Situation vorstellen: Es gibt lediglich ein Zeitfenster von 30 Sekunden, in dem man abtauchen muss. Alle Augen sind auf einen gerichtet: Schiedsrichter, Sicherungstaucher, Zuschauer. Und man hat nur einen einzigen Versuch! Das ist eine Situation, in der das Adrenalin normalerweise nur so durch den Körper schießen würde. Aber man muss das komplett beiseiteschieben und den Tauchgang beginnen, als würde man sich im Bett noch einmal umdrehen und weiterschlafen."

„Sie machen Ihren Kopf also vollkommen frei?"

„Ja, der Kopf muss komplett leer sein und sich gleichzeitig nur auf das Wesentliche konzentrieren. Das ist ein Mittelding zwischen Schlaf und extremster Konzentration. Ich bin so konzentriert, dass mein Blick beim Tauchen wie nach innen gerichtet ist. Ich schaue auf die Empfindungen in und an meinem Körper. Es ist ein In-sich-Hineinhorchen. Und natürlich bin ich die ganze Zeit mit dem Druckausgleich beschäftigt."

Meine nächste Frage, ob er in der Tiefe Schmerzen verspüre – denn ohne Schmerzen kann ich mir das Ganze beim besten Willen nicht vorstellen –, verneint er: „In den Armen und Beinen spürt man überhaupt keinen Druck. Wenn überhaupt nur in den Hohlräumen im Körper. Im Kopf, das heißt in den Nebenhöhlen und im Mittelohr, muss man einen Druckausgleich herstellen. Ich habe gehört, dass manche Apnoetaucher Schmerzen haben –

meiner Meinung nach trainieren sie falsch. Ich jedenfalls spüre keine Schmerzen."

„Und was ist mit lebensbedrohlichen Momenten, einer Ohnmacht?"

„Ohnmächtig war wohl schon jeder Freitaucher mehrfach", antwortet Nitsch, als ob das dazugehöre wie das Abduschen vorm Betreten eines Hallenbads. „Das klingt nur so dramatisch", beruhigt er mich, „ist aber eigentlich relativ harmlos, wenn man die Sicherheitsregel Nummer eins beachtet: Es muss immer eine zweite Person dabei sein, die weiß, was im Notfall zu tun ist. Das sollte natürlich nicht unbedingt die Großmutter am Beckenrand sein (lacht). Im Ernst: Ich habe eine Crew von mindestens 20 Leuten, die nur dafür da sind, meine Sicherheit zu gewährleisten."

Tiefenrausch

Was aber, wenn Konzentration und mentale Stärke den Taucher in der Tiefe verlassen? Ich spreche Nitsch auf den sogenannten Tiefenrausch an, den jeder Apnoetaucher immer wieder erlebt.

„Ab einer bestimmten Tiefe haben das die meisten Freitaucher. Es ist unterschiedlich, wie man das empfindet. In der Fachliteratur wird das meines Erachtens zu 99 Prozent falsch beschrieben. Da steht sehr oft: ‚angenehme, euphorische Zustände'. Das mag zwar auf den einen oder anderen zutreffen, aber prinzipiell ist es eher ein ungutes Gefühl."

Guillaume Néry spricht im *Spiegel*-Interview von einem Gefühl wie bei einer „leichte[n] Narkose [...]. Es fühlt sich an wie nach zwei Bier, wenn man ein bisschen betrunken ist, aber immer noch alles unter Kontrolle hat." Auch Nitsch vergleicht den Rauschzustand mit einer „leicht alkoholisierten Autofahrt. Wenn man dann in eine Polizeikontrolle gerät, muss man versuchen, sich zusammenzureißen, damit man nicht betrunken rüberkommt. Man ist tief unter Wasser – und irgendwann muss der Mensch natürlich atmen. Aber es wäre äußerst fatal, wenn man sich diesem Rauschzustand hingeben würde."

Nicht wenige Kollegen seien genau deshalb gestorben, gebe ich zu bedenken.

„Die Gefahr besteht tatsächlich, dass man in einen traumartigen Zustand übergeht. Die Denkfähigkeit ist eingeschränkt, aber das Gehirn bekommt das nicht mit. Man weiß ja manchmal auch nur, dass man Fehler macht, wenn man danach darauf hingewiesen wird. Ein dummer Mensch weiß nur, dass er dumm ist, weil es ihm andere Leute sagen."

Und doch spielen Extrem-Taucher aus der Sicht eines untrainierten, normalen Menschen wissentlich mit ihrem Leben. Warum? Was macht die Faszination der extremen Tiefe aus? Nitsch, der schon wieder einen neuen, noch viel extremeren Rekord plant – mit nur einem Atemzug will er in eine Tiefe von 305 Metern –, antwortet:

„Man lernt, wie man seinen Körper optimal trainiert – der Leistungszuwachs in dieser Sportart ist enorm. Man hat fast das Gefühl, man sei ein Unterwasser-Superman, sodass man sich eigentlich gar nicht vorstellen kann, wo die Grenzen sind. Und diese Unvorstellbarkeit treibt einen an: Wie weit geht das wirklich? Gibt es eine Grenze? Und so kommt man immer, immer weiter."

Le Grand Bleu

Immer weiter ins kalte Dunkel? Denn in Tiefen von
200 Metern, so stellt es sich der Interviewpartner von
Guillaume Néry vor, sei ja nicht viel anderes. Doch Néry
wehrt sich gegen diese Feststellung: „Sie irren sich. […] Es
ist eher ein tiefes, starkes Blau. Es ist überall um mich
herum. Wenn ich will, kann ich mich in alle Richtungen
bewegen. […] Ich fühle mich frei, wie ich es an Land nie
sein könnte."

Das klingt für mich nach dem, was der Filmklassiker „Im
Rausch der Tiefe" suggeriert. Spektakuläre Unterwasser-
aufnahmen ziehen den Zuschauer in ihren Bann. Der 1988
entstandene Spielfilm von Luc Besson, dessen Geschichte
an den langjährigen Wettkampf der Apnoetaucher Jacques Mayol (1927 – 2001) und Enzo Maiorca (*1931) ange-
lehnt ist, hat bis heute Kultstatus. Mayol war der erste Taucher, der sich in den siebziger Jahren ohne Atemgerät in
eine Tiefe von mehr als 100 Metern wagte.

In den sechziger Jahren jagten sich der Franzose und
der Italiener immer wieder gegenseitig die Rekorde ab.
Doch die Handlung des Films geht über die Nacherzäh-
lung ihrer lebenslangen Rivalität weit hinaus. Erzählt er
doch die Geschichte einer Jungen-Freundschaft und einer
großen Liebe – zum Meer. Einer Liebe, die – nur im Film –
für beide Taucher tödlich endet: Nachdem Enzo bei einem
Rekordversuch vor der Küste Griechenlands tödlich ver-
unglückt, unternimmt Jacques kurze Zeit später einen letzten nächtlichen Tauchgang, um seinem Freund in die Tiefe
zu folgen …

Auch wenn der „echte" Enzo noch lebt und der „echte"
Jacques nicht beim Tauchen starb, ist die Gefahr grund-

sätzlich groß, beim Apnoetauchen ums Leben zu kommen. Trotzdem schafft Luc Besson mit seinem Film eine Atmosphäre, die im Zuschauer eben jene tiefe Sehnsucht auslöst, von der eingangs die Rede war. Eine Sehnsucht nach dem Ort, an dem sich ein Mensch qua Naturgesetz nicht dauerhaft aufhalten kann. Zwar zeigt Besson den Taucher dort unten völlig auf sich gestellt und verlassen, doch lässt er den Ozean gleichzeitig eine Stille und seine Protagonisten eine Ruhe ausstrahlen, die vollkommen auf den Betrachter überzugehen scheinen.

Die Ambivalenz von Einsamkeit und Ruhe auf der einen und Anziehungskraft und Gefahr auf der anderen Seite war dem Regisseur nicht fremd. Besson arbeitete selbst fünf Jahre lang als Tauchlehrer. Mit dem Film über den Tiefseetaucher und Weltrekordler Jacques Mayol erfüllte er sich einen Jugendtraum. Im Alter von 16 Jahren sah er die Dokumentation eines italienischen Unterwasserfilmers über Mayol, in der dieser mit einem einzigen Atemzug auf 92 Meter tauchte. Diese Bilder haben Besson tief bewegt. Es ist deshalb auch kein Zufall, dass Mayol später als Berater an Bessons Film mitwirkte. Unheimlich hingegen ist, dass Mayol sich das Leben nahm, 13 Jahre nachdem die Figur des Jacques, dem Plot des Films folgend, absichtlich die Sicherheitsleine vom Tauchschlitten löste, um auf immer im *Grand Bleu* zu verschwinden. Mayol zu Ehren wurde vor der Küste Elbas in 16 Metern Tiefe ein Denkmal versenkt.

Apnoetaucher leben mit der Nähe zum Tod. Mit der Gefahr für sich selbst oder für ihre Kollegen. Die Szene ist klein, die Taucher kennen einander. Unter Umständen verbindet sie eine Freundschaft. So wie Guillaume Néry und den 2007 verunglückten Weltrekordler Loïc Leferme. Nach dessen Tod, berichtet Néry, habe er eineinhalb Jahre

gebraucht, bis er die Leidenschaft fürs Tauchen wieder-
entdeckte. Und dennoch, sie alle tauchen weiter. In dem
Wissen um die Gefahr, in dem Wissen darum, dass der Tod
Teil des Spiels ist – „ein Spiel für Erwachsene", wie Néry
sagt. Auf der Homepage von Francisco Ferreras, genannt
Pipin, eines weiteren Kollegen von Nitsch und Néry, findet
sich folgender Eintrag: „Es wäre ärgerlich, bei einem Ver-
kehrsunfall umzukommen. Ich muss im Wasser sterben.
Das ist meine Bestimmung. Möglicherweise werde ich als
Seelöwe oder als Wal wiedergeboren."

All das führt mich zu meiner letzten Frage: „Warum,
Herr Nitsch, tun *Sie*, was Sie tun?"

„Wenn ich da unten bin, habe ich ein Gefühl der tiefen,
kalten Einsamkeit. Aber es ist eine schöne, ruhige Einsamkeit – weg von allem Trubel an der Oberfläche. Ich weiß
nicht, ob man das so leicht nachvollziehen kann. Es ist so,
als würde man sich die Erde als eine flache Scheibe vorstellen. Alle befinden sich darauf und ich bin Hunderte von
Kilometern darunter – im luftleeren Raum."

EXTREM HOCH

Die Schönheit der Todeszone

Alles eine Frage der Perspektive: Für einen Bewohner von
Neuendorf-Sachsenbande im Kreis Steinburg, Schleswig-
Holstein, wo sich mit dreieinhalb Metern unter dem Meeresspiegel der tiefstgelegene begehbare Punkt Deutschlands befindet, ist der Brocken mit seinen 1141,1 Metern
ein stattlicher Berg. Meine Interviewpartnerin, ihres Zei-
chens Extrembergsteigerin, hätte für den Harz wohl nur
die Bemerkung übrig: „Was für ein schöner Wald." Den
Berg darunter würde sie wahrscheinlich gar nicht wahrnehmen. Denn da, wo Gerlinde Kaltenbrunner herumsteigt,
wachsen schon lange keine Bäume mehr.

Höher, schneller, weiter!

Gerlinde Kaltenbrunner hat als dritte Frau alle 14 Achttausender bestiegen. Und sie war die erste Frau, der dies
ohne zusätzlichen Sauerstoff aus der Flasche gelang. Es ist
schon seltsam, wenn wir von extremen Erfahrungen spre-

chen, scheint es auch immer um das Schneller-Höher-Weiter zu gehen. *Extrem* sind viele Erfahrungen – Krankheit oder der Tod zum Beispiel. Doch nur wenn jemand zum ersten Mal eine Grenze überschreitet, die bislang noch für uns alle galt, ist uns dies eine Nachricht wert. Die von mir befragten *Extremisten*, Kaltenbrunner eingeschlossen, betonen, dass sie sich selbst gar nicht darum scheren, ob sie eine besondere Leistung zum ersten Mal erbracht haben. Ihnen geht es allein um die Erfahrung, um die ganz persönliche Herausforderung. Auf meine Frage, was ihr wichtiger sei, die Rekorde oder die gesammelten Eindrücke, antwortet die Bergsteigerin:

„Aus Titeln mache ich mir überhaupt nichts. Für mich sind es wirklich nur die Bilder, die Erinnerungen, die ich in mir trage. Und die werden mich wahrscheinlich ein Leben lang nicht mehr loslassen."

Tatsächlich, denkt man, sollte es eigentlich egal sein, ob man bei einer so außergewöhnlichen Aktion die Erste oder der Zweite ist. Doch selbst bei dem spektakulären Wettrennen von Roald Amundsen und Robert Scott zum Südpol wird das Drama für Scott immer nur in seinem zweiten Platz gesehen – fast schon, als hätte sein Tod etwas weniger Tragisches an sich gehabt, wenn er als Erster ans Ziel gelangt wäre.

Auch wenn, wie am 22. Januar 2012 geschehen, die jüngste Weltumseglerin wieder das sichere Ufer erreicht, horchen wir nur auf, weil sie eben die jüngste ist. Ansonsten hat sie nichts anderes vollbracht als andere Weltumsegler auch. (Am 20. Januar 2011 hatte die 16-jährige Laura Dekker den Hafen Philipsburg auf der Karibikinsel St. Maarten verlassen. Begonnen hatte ihre 27 000 Seemeilen lange Reise aber schon am 4. August 2010 in ihrer Heimat, den Niederlanden.) Unsere Nachrichtenwelt, das wissen wir TV-Journalisten sehr gut, ist darauf ausgerichtet, derlei Meldungen zu Topnews zu machen – immerhin wurde der Bericht über die Jung-Seglerin in nahezu allen Nachrichtensendungen gebracht.

Diese Sucht nach Rekorden, gerade auch im Bergsport, treibt zuweilen skurrile Blüten: Franz Berghold und Wolfgang Schaffert schreiben in ihrem Buch *Physiologie und Medizin der großen und extremen Höhen*: „Fassungslos nimmt man zur Kenntnis: 1998 stand erstmals auch ein Beinamputierter am Gipfel [des Mount Everest] ... Im Mai 2001 bestieg der erste Blinde, der Amerikaner Erik Weihenmayer, den Everest. Ein Franzose flog 1988 mit dem Gleitschirm herunter. [...] Da hat es oft den Anschein, dass hemmungslose Gier nach Publicity, käuflichem Thrill und Abenteuer aus zweiter Hand die Szene dominieren. Und dass die höchsten Berge, jahrtausendelang als Sitz der Götter respektiert, rücksichtslos zu Turngeräten der Eitelkeiten und des Kommerz degradiert werden. Mittlerweile werden alle Achttausender im Katalog angeboten.“

Superlative faszinieren eben. Und für Bergsteiger ist die 8000 eine magische Zahl. Wohl, weil es nur 14 Achttausender-Gipfel gibt – Gerlinde Kaltenbrunner hat sie alle bestiegen.

Die Schönheit der Todeszone

Aber was heißt das genau, einen Achttausender zu besteigen? Es bedeutet vor allem, sich in die sogenannte Todeszone zu begeben – wie die Höhe ab 7500 Metern genannt wird. Selbst die erfahrensten und trainiertesten Bergsteiger sind dort oben in ständiger Lebensgefahr. Wirklich lange kann hier oben kein Organismus überleben. Der geringe Sauerstoffgehalt in der Luft ist nur ein Risikofaktor. In dieser Höhe entspricht er nur noch einem Drittel der normalen Atemluft. Unter solchen Extrembedingungen bauen sich selbst in Ruhephasen ständig Muskelmasse und Gehirnzellen ab. Ansonsten setzen dem Körper extreme Kälte, hohe Windgeschwindigkeiten und eine erhöhte UV-Strahlung zu. Darüber hinaus müssen die Bergsteiger fortwährend mit Unfällen und Lawinenabgängen rechnen.

Hält man sich all dies vor Augen, stellt sich zwangsläufig die Frage: Warum unterziehen sich Menschen wie Gerlinde Kaltenbrunner freiwillig solchen Strapazen, setzen sich dieser Gefahr aus? Ich habe versucht, zu verstehen, was für meine Interviewpartnerin den Reiz an der extremen Höhe ausmacht.

„Die Faszination setzt sich aus vielen Eindrücken zusammen: Das beginnt schon beim Anmarsch zu einem Basislager, bei der Begegnung mit den Menschen vor Ort – zum Beispiel in Pakistan oder im Himalaya. Und mich dann langsam dem Berg anzunähern, einzutauchen in eine wilde Natur... – wie kürzlich erst an der Nordseite des K2, da waren wir in einem Sieben-Mann-Team ganze drei Monate lang vollkommen alleine unterwegs. Und diese große Einsamkeit in einer faszinierenden Umgebung – das ist es, was mich total anzieht. Und trotz der großen Anstrengungen und der großen Kälte sind es vor allem die schönen Momente, die in Erinnerung bleiben. Wie jetzt am K2: Nach 14 Stunden anstrengender Kletterei haben wir dort einen Sonnenuntergang gesehen... den kann ich Ihnen gar nicht beschreiben, man muss ihn wirklich erleben. Alles rundherum leuchtete im Abendrot. Ganz egal, wo man hinschaute, nur unzählige schöne Berge und die absolute Stille. Das ist so etwas Kraftvolles, in dem Moment kommt für mich so viel Energie zurück – einfach unbeschreiblich. Sie ist einfach da und durchströmt mich komplett."

Was das Höhenbergsteigen so anstrengend macht, ist neben dem extremen Sauerstoffmangel die große Kälte. Minus 40 Grad sind keine Seltenheit. Hatten Sie schon Erfrierungen, Frau Kaltenbrunner?

„Ich habe mir einmal die Zehen am rechten Fuß leicht angefroren, das war beim Abstieg von einem Berg. Ich war 30 Stunden in den Bergschuhen drin und hatte damals zu wenig getrunken. Daraus habe ich gelernt, dass ich auch beim Abstieg viel Schnee schmelzen und genug von dem so gewonnenen Wasser trinken muss."

Es gibt also einen Zusammenhang zwischen Erfrierungen und der Menge Wasser, die man zu sich nimmt?

„Ja, das Blut dickt in extremer Höhe ein, die Durchblutung ist nicht mehr so gegeben. Wenn man aber viel trinkt, kann man das Blut gut flüssig halten. Das ist in erster Linie eine Frage von großer Disziplin. Denn es ist eine große Anstrengung, den Schnee zu schmelzen – das dauert oft stundenlang. Aber ich schaue trotzdem, dass ich täglich fünf Liter Flüssigkeit zu mir nehme. Das ist enorm viel und schmeckt auch irgendwann nicht mehr. Aber ich weiß genau, dass ich das machen muss. Ansonsten kann es passieren, dass ich mir etwas abfriere, vor allem aber auch, dass das Denken eingeschränkt ist."

Natürlich, ganz oben ist die Luft bekanntlich extrem dünn – auf einem Achttausender nicht nur sprichwörtlich, sondern ganz real. Was bedeutet es für den Körper, wenn man auf über 8000 Metern versucht durchzuatmen?

„Für den Körper ist das natürlich allerhöchste Anstrengung. Allerdings ist es nicht so, dass wir zum Berg gehen und sofort auf 8000 Meter hinaufsteigen – wir müssen uns erst langsam dem geringeren Sauerstoffgehalt in der Luft anpassen."

Das heißt, die Bergsteiger steigern sich bei ihren Klettertouren Tag für Tag, kehren aber zum Übernachten immer wieder in gemäßigtere Höhen zurück. Auf diese Weise erhöht sich die Zahl der roten Blutkörperchen im Blutkreislauf, die ja für den Sauerstofftransport vom Blut ins Gewebe verantwortlich sind. Der Sauerstoffmangel in großen Höhen kann so zumindest für einige Zeit ausgeglichen werden.

Ohne diese sogenannte Akklimatisationsphase...

„... würde man sofort an einem Lungen- oder Hirnödem erkranken", so Kaltenbrunner, „was ja relativ häufig vorkommt."

Der mit zunehmender Höhe absinkende Luftdruck und auch der sinkende Sauerstoffgehalt in der Luft sorgen dafür, dass zwangsläufig auch weniger Sauerstoff in Lunge und Blutkreislauf aufgenommen wird. Gleichzeitig kommt es stressbedingt – der Körper leistet Schwerstarbeit – einerseits zu einer Blutdruckerhöhung und andererseits zu einer Gefäßverengung in der Lunge. Es wird vermehrt Flüssigkeit aus dem Blut der Lungengefäße in die Alveolen, die Lungenbläschen, gepresst, sodass sich ein sogenanntes Lungenödem, eine Ansammlung von Flüssigkeit in der Lunge, bildet und ein Atmen kaum noch möglich ist. Die Symptome sind besonders zu Beginn nicht leicht auszumachen. Neben allgemeinem Leistungsabfall zählen zu den häufigsten Signalen Atemnot, Husten, Erschöpfung und Fieber. Später kommt „rasselnder Husten mit blutigschaumigem Auswurf" hinzu.

Auch bei einem Hirnödem sammelt sich durch den zunehmenden Druck Flüssigkeit im Gehirn, was hier besonders fatale Auswirkungen hat, da sich der Druck auf das

Hirn immer weiter steigert, die starren Schädelknochen aber wenig Möglichkeiten bieten, der Flüssigkeitsansammlung Raum zu geben. Ein Höhenhirnödem tritt meist erst oberhalb von 5000 Metern auf. Es kommt zwar nicht so häufig vor wie ein Lungenödem, führt aber in etwa 40 Prozent der Fälle zum Tod. Anzeichen für ein Hirnödem sind Koordinationsstörungen, die sich durch einfache Tests wie durch das Gehen auf einer Linie feststellen lassen. Doppeltsehen, psychische Veränderungen wie Halluzinationen oder Apathie bis zur Bewusstlosigkeit sind weitere Symptome. Bei den ersten Anzeichen für ein Lungen- oder Hirnödem heißt es für jeden Bergsteiger: sofort abbrechen und runter vom Berg. Aber wie deutet man die Signale richtig?

„Sie müssen sich vorstellen: Selbst wenn man gut akklimatisiert ist, wird in der Höhe jeder Schritt, jeder Meter zur großen Anstrengung. Umso wichtiger ist es, dass man immer wieder in seinen Körper hineinhorcht und schaut, ob noch alles in Ordnung ist. Anzeichen wie zum Beispiel Kopfschmerzen würden darauf hinweisen, dass irgendetwas nicht stimmt. Entweder ist man zu schnell unterwegs oder hat zu wenig getrunken, dann muss man sofort reagieren."

Also besser, man geht es langsam an. Wie lange braucht eine Gerlinde Kaltenbrunner für eine Akklimatisationsphase?

„Bei meinen ersten Expeditionen hat es noch sehr viel länger gedauert als heute. Da habe ich etwa drei Wochen gebraucht. Ich bin immer wieder den Berg auf- und abgestiegen, bis ich akklimatisiert war und zum Gipfel steigen konnte. Mittlerweile habe ich gemerkt, dass es sehr viel schneller geht. Dadurch, dass ich jedes Jahr fünf oder sechs Monate in großen Höhen bin, stellt sich mein Körper schneller um – mittlerweile sind es nur noch rund einein-halb oder zwei Wochen."

Der menschliche Körper kann sich also langfristig an extreme Höhe gewöhnen?

„Ich glaube einfach, dass sich der Körper in gewisser Weise daran erinnert, wie der Prozess abläuft, und sich dadurch schneller umstellt. Das ist zwar wissenschaftlich nicht erwiesen, aber es ist das, was ich an meinem eigenen Körper erfahren habe – dass ich von Jahr zu Jahr immer schneller an die Höhe und an den geringeren Sauerstoff-gehalt in der Luft angepasst bin."

Eine weitere Taktik für Bergsteiger, die durch die Todes-zone auf einen Achttausender wollen, ist, den Aufenthalt dort oben so kurz wie möglich zu halten. Deshalb wählen die meisten Bergsteiger auch die schnellste Route auf den Gipfel. Aber selbst dann geht nichts ohne wochenlange Vorbereitung. Außerdem haben viele Hochalpinisten eben doch eine Lebensversicherung in Form von Sauerstoff-flaschen im Gepäck. Nicht immer kann dies Leben retten. Die Unfallrate ist enorm. Berghold und Schaffert berichten von 8184 Personen, die bis 2006 einen Achttausender-Gipfel erreicht haben. 668 davon starben (8,2 Prozent), 200 an einem Höhenödem. Der Sauerstoff aus Flaschen hat unter Profibergsteigern übrigens keinen guten Ruf, weil die Sauerstoffsättigung damit lediglich der auf einem etwa 6500 Meter hohen Berg gleicht. Reinhold Messners langjähriger Berg-Partner Hans Kammerlander, der selbst 13 Achttausender bestieg, führt folgenden Vergleich an: „Auf einen Achttausender mithilfe von Sauerstoffflaschen zu steigen ist in etwa so, wie den Giro d'Italia mit einem Moped statt einem Rennrad in Angriff zu nehmen."

Angst im Gepäck

Dennoch ist es natürlich immer besser, mit Flaschensauerstoff „nur" auf gefühlte 6500 Meter zu kommen, als einem falschen Ehrgeiz zu erliegen. Ein Aspekt, der vielen, insbesondere unerfahrenen oder übereifrigen Bergsteigern zum Verhängnis wurde. Dabei kann es fatale Folgen haben, nicht genug auf den eigenen Körper zu hören oder die äußeren Bedingungen, wie Wetterumschwung und Lawinengefahr, zu missachten. Blendet man diese Dinge aus und hält stur an seinem Ziel fest, steigt das Risiko zu verunglücken oder eine Höhenkrankheit zu entwickeln enorm. Vor allem aber setzt man nicht nur sich selbst großer Gefahr aus, sondern das gesamte Team.

In Kaltenbrunners Expeditionsberichten kann man nachlesen, wie häufig die Höhenbergsteigerin ihre Aufstiege – gemeinsam mit ihrem Seil-Partner oder ihrer Gruppe – umdisponieren musste, weil entweder das Wetter umschlug, Steinschlag oder Lawinengefahr drohten. Nicht immer sind dann im Team alle einer Meinung. Manche wollen weiter, andere haben kein gutes Gefühl. Kaltenbrunner schildert solche Situationen mit einer beeindruckenden Ehrlichkeit, die man anderen Gipfelstürmern nur wünschen kann. Denn leicht fallen Entscheidungen, die zum Abbruch eines Abschnitts oder vielleicht der ganzen Expedition führen, nach Monaten der Vorbereitung nicht. Hier ein Ausschnitt aus Kaltenbrunners Expeditionsbericht von der erfolgreichen Besteigung des K2 2011, der genau so auf ihrer Homepage nachzulesen ist. Beim letzten Abschnitt trennte sie sich von ihrem Lebens- und Bergpartner Ralf Dujmovits, dem der weitere Aufstieg zu gefährlich erschien:

„Zum Zeitpunkt unseres Aufbruchs vom Basislager nach Lager I schneite es ziemlich heftig. Am nächsten Morgen war klar, dass wir im Lager I einen Tag Pause einlegen müssen, da die Neuschneemenge zu groß wurde. Zum Glück schien die Sonne, sodass die großen Lawinen alle abgingen, wir waren zuversichtlich am nächsten Tag gut nach Lager II zu kommen. Leider begann es schon nach Mitternacht wieder zu schneien und als wir um 5.00 Uhr früh noch im Dunkeln unsere Zelte verließen maßen wir schon wieder ca. 15 cm Neuschnee. [...] Vor der Querung sagte Ralf plötzlich zu mir: ‚Gerlinde, ich dreh um, mir ist das zu spannend.' Dieser Moment war sehr schwierig für uns beide. Würden wir umdrehen und noch zuwarten, würde die Neuschneemenge zu groß werden, somit hätten wir keine Chance mehr weiter zu kommen. Ich erläuterte Ralf meine Überlegungen und auch, dass mein Bauchgefühl ein gutes sei. Ralf hingegen hatte ein ganz anderes Gefühl. Wir respektierten gegenseitig unsere Entscheidung, so stiegen erst mal noch Maxut, Vassiliy, Darek, Tommy und ich weiter."

Nicht alle Extrembergsteiger zeigen sich so reflektiert wie das Team um Gerlinde Kaltenbrunner. Tobias Bach, Diplom-Sportlehrer und Fachübungsleiter fürs Skibergsteigen beim Deutschen Alpenverein, hat Extrembergsteiger zum Thema Angst und Selbsteinschätzung interviewt. In seiner Untersuchung *Angst bei Extrembergsteigern* schreibt er, der Hang, ernstzunehmende gesundheitliche Probleme oder schlechte äußere Bedingungen zu ignorieren, habe viel mit Versagensängsten und dem eigenen Selbstwertgefühl zu tun. Daneben können auch ganz handfeste Gesichtspunkte, zum Beispiel finanzielle Aspekte, eine Rolle spielen für die Entscheidung, trotz drohender Gefahren weiterzugehen. Eine von langer Hand geplante Expedition ist enorm kostspielig. „Auch die Angst vor Regressforderungen, die [...] unter Profibergführern in einem viel höheren Maß als manche alpine Bedrohung Thema ist", kann ein Grund sein, bestehende Risiken auszublenden. Selbst das Renommee eines Bergführers kann auf dem Spiel stehen und ihn zu Entscheidungen verleiten, die lebensgefährlich sind: „So absurd das klingt, [...] die Vorstellung abzustürzen [ist] subjektiv weniger bedrohlich als abzubrechen."

Doch bei aller Umsicht kann man nicht alles vorhersehen. Auch Gerlinde Kaltenbrunner wurde schon einmal in ihrem Zelt liegend von einer Lawine überrascht und mitgerissen. Ich frage sie nach der Angst, die sie in diesem Augenblick gehabt haben musste:

„Es ging alles so schnell, dass ich eigentlich keine Gelegenheit hatte, darüber nachzudenken. Aber wenn ich mich genau erinnere: Ich war im Zeltinneren und dann war schon einen Moment lang diese Angst da, dass ich in dem Zelt 800 Meter tief in einen Abgrund stürze. Es war mir klar, dass es dann komplett vorbei wäre. Aber ich bin vorher zum Stillstand gekommen. Als ich das Zelt mit dem Messer aufgeschlitzt hatte, hatte ich ein paar Sekunden Panik, dass der Schnee auf mein Gesicht drücken und ich dadurch ersticken könnte. Aber Gott sei Dank konnte ich mich befreien."

Kaltenbrunner hatte Glück. Eine Lawinenverschüttung ist einer der gefährlichsten alpinen Unfälle. Die Sterberate liegt bei fast 25 Prozent. Wenn Kopf und Oberkörper verschüttet sind, sogar bei über 50 Prozent, berichtet der Mediziner und Vorsitzende der Sektion Oberland des Deutschen Alpenvereins Dr. Walter Treibel. „Insgesamt sterben bei Lawinenunfällen pro Jahr circa 150 Personen in Europa und Nordamerika. [...] Ein gewisser Prozentsatz der Verschütteten stirbt durch mechanische Verletzungen. [...]

Danach sinken die Überlebenschancen infolge von Erstickungsgefahr sehr rasch (70% der Todesfälle)."

Bach schreibt über die Lawinengefahr, es sei eine Situation von Kontrollverlust, „jedoch ein Szenario, mit dessen Eintreten der Bergsteiger in Schnee und Eis grundsätzlich rechnet und welches eine eindeutige Handlungsaufforderung gibt." Nämlich, sich „mit aller Kraft Richtung Leben" zu stemmen. Diese Art von Kontrollverlust, so Bach, sei zwar eine katastrophale, aber für die Vorstellungswelt eines Bergsteigers bekannte Gegebenheit.

Dinge sehen, die nicht da sind

Eine für Höhenbergsteiger ebenso vertraute Art von Kontrollverlust ist das Einsetzen von Halluzinationen, die durch die Höhenkrankheit ausgelöst werden. Berghold und Schaffert schreiben in ihrem Buch, dass sogar „psychotische Zustände beim Höhenbergsteigen nicht selten sind." Tatsächlich kann Sauerstoffmangel (durch die eingeschränkte Durchblutung) die Wahrnehmung derart verändern, dass die Sicherheit der Bergsteiger gefährdet ist, weil sie plötzlich Dinge wahrnehmen und für real halten, die gar nicht vorhanden sind:

„Das kann wirklich gefährlich werden", sagt Gerlinde Kaltenbrunner: „Wenn man übersieht, dass es einem nicht mehr gut geht. Es tritt ein Gefühl ein, das einem Wohlbefinden vorgaukelt. Die Leute setzen sich irgendwo hin, wollen im Schnee nur ein kurzes Nickerchen machen, schlafen ein und werden nie mehr munter. Das passiert immer wieder. Durch Flüssigkeitsmangel kann es auch zu Halluzinationen kommen, das habe ich schon oft beobachtet bei anderen Bergsteigern…"

… die dann Dinge sehen, die gar nicht da sind?

„Genau! Ein Freund, der leider bei einem Bergunglück ums Leben kam, hat mir das einmal genau geschildert: Er hat auf 7500 Metern einen Zwerg gesehen, der um ein Lagerfeuer herumtanzte und ihm eine Tasse heißen Tee gereicht hat. Mein Freund griff immer wieder hin, er hat den Zwerg ganz deutlich vor sich gesehen, aber es war natürlich niemand da."

Tod am Berg

Beim Höhenbergsteigen sind immer wieder Tote zu beklagen. Ich frage Gerlinde Kaltenbrunner, wie sie persönlich mit dem Thema Tod umgeht.

„Ich war früher Krankenschwester und habe auf einer Krebsstation gearbeitet. Mit den Themen Tod und Sterben habe ich mich damals sehr intensiv auseinandergesetzt. Auch in der Familie haben wir das Thema nie ausgeblendet. Für mich gehört der Tod einfach zum Leben dazu, die meisten Menschen reden nur nicht darüber. Egal ob beim Höhenbergsteigen oder auf der Straße – es bleibt immer ein Restrisiko, egal was man macht. Und so traurig es in dem Moment ist, wenn etwas passiert, bekomme ich einen Abstand dazu und kann damit umgehen."

Zu dem Umstand, dass Extrembergsteiger das Risiko in den Bergen gerne mit Alltagsrisiken wie denen im Straßenverkehr vergleichen und damit relativieren, hat sich schon der Psychologe und Bergsteiger Ulrich Aufmuth geäußert: „[Bergsteiger] versuchen mit den verschiedensten Argumenten, glaubhaft zu machen, daß ihr Tun keinerlei besonderes Risiko beinhalte. Oft zu hören bekommt man in diesem Zusammenhang den Hinweis auf das Autofahren. Das extreme Bergsteigen, so heißt es, sei nicht gefährlicher als eine Überlandfahrt mit dem Auto."

Dass dem nicht so ist, weiß Kaltenbrunner. Bei ihrer dritten K2-Expedition im August 2010 hat sie einen guten Freund, den Bergsteiger Fredrik Ericsson, verloren. Einen Bericht darüber schrieb ihr damals im Basislager verbliebener Lebensgefährte Ralf Dujmovits. Man kann ihn ebenfalls auf Kaltenbrunners Homepage nachlesen:

„Heute Nacht um 01:30 Uhr waren Fredrik, sein Freund Trey und Gerlinde gemeinsam von Lager IV auf der Schulter des K2 losgestiegen. Da das Wetter seit ca. 23:00 Uhr schlecht war, blieben die anderen 6 Bergsteiger in ihren Zelten zurück. Starker Wind und schlechte Sicht waren die Gründe für die Entscheidung. [...]

Um ca. 08:10 Uhr meldet sich Gerlinde mit Entsetzen: Fredrik sei an ihr vorbei gestürzt und sie steige sofort ab um nach ihm zu schauen. Kurze Zeit später meldet sie sich wieder, dass sie nur einen der beiden Ski, die Fredrik mit sich trug, gefunden hätte."

Das Bergsteigteam konnte seinen leblosen Körper nur noch auf Distanz ausmachen, eine Bergung war unmöglich. Muss man den Tod als mögliches Szenario beim Bergsteigen akzeptieren, frage ich Gerlinde Kaltenbrunner.

„Das hört sich so an, als gingen wir volles Risiko ein, ganz im Gegenteil: Oberste Priorität ist einfach, dass man wirklich vorsichtig ist und Risiken so gut wie möglich aus dem Weg geht. Und wenn ich irgendwo klettere, dann habe ich die Angst vor dem Absturz nicht ständig bei mir, ich konzentriere mich einfach nur auf den Moment, den ich gerade vor mir habe."

Und solche Momente gibt es scheinbar noch genug für Kaltenbrunner. Auf meine Frage, ob sie beim Höhenbergsteigen alles erreicht habe, was es zu erreichen gibt, antwortet sie:

„Ach, es gibt noch so viele Träume. Gerade jetzt am K2 habe ich jede Menge namenlose, unbestiegene Siebentausender gesehen… Da gibt's noch sehr viel zu tun! Und ich glaube, wenn man die Leidenschaft des Bergsteigens in sich trägt, dann lässt sie einen ein Leben lang sowieso nicht mehr los."

EXTREM SCHMERZHAFT

Der eingebildete Gesunde oder Die Kraft der Suggestion

Ist Schmerz eine körperliche Extremsituation? Oder sind nur besonders starke Schmerzen extrem? Dann wäre die Frage, wann ein Schmerz besonders stark ist und wer das beurteilt. In jedem Fall sind Schmerzen ein fühlbares Zeichen für körperliche Grenzen. Es sind Signale, die sagen: „bis hierhin und nicht weiter". Schmerz ist das wirksamste Druckmittel des Körpers, auf sich aufmerksam zu machen. Er zwingt uns zu Pausen, die wir nicht eingeplant haben, zum Anhalten, wo wir eigentlich weitergehen wollen. Wo Schmerzen sind, gerät das perfekt organisierte Leben aus dem Takt. Zeit, die wir eigentlich der Arbeit widmen wollten, müssen wir plötzlich im Bett oder in den Warteräumen von Arztpraxen verbringen. Müssen Termine absagen, Pläne stornieren. Das Beisammensein mit Freunden und Familie wird getrübt, wenn Schmerzen unsere Aufmerksamkeit absorbieren, die Konzentration stören, uns zu Klagen veranlassen und Angst vor Krankheit und Tod hervorrufen.

Kommt der Schmerz von außen, ist das Signal eindeutig: Wer sich in den Finger schneidet, der weiß, was falsch gelaufen ist und wie die Korrektur des Fehlverhaltens aussieht. Auch die Kopfschmerzen nach übermäßigem Alkoholgenuss bereiten der Deutung keinerlei Probleme. Anders ist es mit Schmerzen, die von innen kommen. Ihre Ursache wird, wenn wir Pech haben, selbst von Ärzten nicht so schnell gefunden. Es gibt Menschen, die ihr ganzes Leben mit der Suche nach einem Migräne-Mittel verbringen. Sie probieren die gesamte Pillenpalette der Pharmaindustrie, versuchen es mit Akupunktur oder homöopathischen Globuli und scheuen selbst vor Wunderheilern nicht zurück, ohne dass irgendetwas davon nachhaltig Linderung verschafft. So bleibt ihnen nichts anderes übrig, als sich bei der nächsten Migräne wieder in ein verdunkeltes Zimmer zurückzuziehen und zu warten, bis der Anfall vorüber ist. Schmerz ist Schicksal, lautet dann die resignierte Erklärung.

Wir haben vieles unter Kontrolle, doch der Schmerz hat uns in seiner Gewalt. Bei vielen Schmerzen wissen wir nicht, wann sie auftauchen, warum sie kommen und wann sie wieder gehen. In einigen Sprachen hat sich deshalb die lateinische Wortbedeutung für Schmerz durchgesetzt: „Poena" bedeutet „Strafe". Im Deutschen erinnert die veraltete „Pein" an den Wortstamm, im Englischen „pain" und im Französischen „peine". Schmerz, so eine seit der Antike verbreitete Auffassung, ist eine Strafe der Götter. Er hat einen Sinn, eine verborgene Botschaft, die lautet: „Irgendetwas machst du falsch. So geht es nicht." Und obwohl die Götter der Antike und ihre Nachfolger inzwischen weitgehend vom Dienst suspendiert sind, neigen wir auch heute noch dazu, Schmerzen mit der Sinnfrage zu verknüpfen – insbesondere dann, wenn sie extrem stark, lebensgefährlich und scheinbar nicht zu beheben sind. „Warum ich?" und „Warum gerade jetzt?" lauten dann die Fragen.

Eine andere, biologische Sicht auf den Schmerz, die ihn als rein physiologisches Problem definiert, geht ebenfalls auf die Antike zurück. Schon um circa 400 v. Chr. wandte der griechische Arzt Hippokrates ein Extrakt der Weidenrinde an, mit dem er so mancher göttlichen Strafe ein Schnippchen schlug. Das Extrakt enthält Salicylsäure, die Urform des Aspirin, und Hippokrates bekämpfte damit, genauso wie wir es heute tun, Schmerzen und Fieber.

Vorsicht, Straßenbahn!

Hippokrates, auf den die Ärzte bis heute den medizinischen Eid schwören, steht am Beginn dessen, was wir als klassische Schmerztherapie bezeichnen. Sie beginnt mit der Diagnose des Arztes, der festzustellen versucht, ob der Schmerz eine körperliche Ursache hat. Ist ein Organ geschädigt, wächst ein Tumor, handelt es sich um eine Fehlfunktion der Nerven oder der Schmerzrezeptoren im Gehirn oder liegt eine ganz andere Ursache vor? Dann folgt die Behandlung mit Medikamenten. Sie beginnt mit schwachen Schmerzmitteln wie zum Beispiel Acetylsalicylsäure (das Nachfolgeprodukt der von Hippokrates verwendeten Salicylsäure) oder Paracetamol. Stärkere Mittel sind morphinähnliche, sogenannte schwache Opiate. In der dritten Stufe werden Morphin und andere morphinähnliche Schmerzmittel verabreicht. Schmerzmittel sind in den Apotheken die absoluten Bestseller. Ihr jährlicher Umsatz in Deutschland liegt bei rund 500 Millionen Euro.

Die Therapie von Schmerzen ist indessen nicht mit der Behebung der Ursache von Schmerz zu verwechseln. Ein Tumor muss chirurgisch entfernt werden, damit er nicht mehr gefährlich ist; Schnittwunden müssen genäht, Knochenbrüche operiert werden. Die Schmerzmittel dienen nur zur Bekämpfung der Begleiterscheinungen. Aber was genau ist Schmerz, physiologisch gesehen, eigentlich?

„Schmerz ist ein unangenehmes Sinnes- oder Gefühlserlebnis, das mit aktueller oder potenzieller Gewebeschädigung verknüpft ist oder mit Begriffen einer solchen Schädigung beschrieben wird." So lautet die Definition der *International Association for the Study of Pain*. Sehr vereinfacht dargestellt, sind Schmerzen Signale, die das Gehirn von Nervenzellen im Rückenmark erhält. Diese Nervenzellen werden dann aktiv, wenn es im Körper an irgendeiner Stelle zu einer Verletzung oder einer Entzündung kommt. Das Signal der Schmerzempfindung wird im Gehirn verarbeitet, das heißt, es wird auf eine hochkomplexe Weise interpretiert – erst dieser Vorgang resultiert in unserer Wahrnehmung von Schmerz.

Dabei spielen, wie man heute weiß, nicht nur mechanische Vorgänge der Nervenreizung eine Rolle, sondern auch viele psychische Faktoren: Wenn wir den Schmerz schon kennen, reagieren wir anders auf ihn, als wenn er uns bislang unbekannt war. Unsere Wahrnehmung ist immer völlig subjektiv. Schmerzen sind nicht messbar, sie können nur schwer eingeschätzt und kaum verglichen werden – wir müssen der Schilderung desjenigen glauben, der den Schmerz empfindet. Schmerz lässt sich nicht in Zahlen ausdrücken, sondern nur beschreiben: Er kann stechend, bohrend oder schneidend sein, kann ziehen oder pulsieren. Natürlich hilft uns unsere Erfahrung, bestimmte Schmerzarten einschätzen und so mit dem Geplagten mitfühlen zu können. Das gilt vor allem für alle sichtbaren Leiden, Verletzungen jeglicher Art. Es fällt schwer, mit anzusehen, wie jemand unter eine Straßenbahn gerät und ihm das Bein abgetrennt wird. Anders ist das mit den inneren Schmerzen. Wir können nicht wissen, ob jemand simuliert – wenn er es gut macht.

Die Kraft der Suggestion

Der Philosoph Immanuel Kant (1724 – 1804) litt an Gicht, eine Krankheit, bei der sich die Gelenke von Händen und Füßen ohne äußeren Anlass entzünden. Als Kant von äußerst schmerzhaften Gichtanfällen heimgesucht wurde, gab es noch keine wirksamen Medikamente dagegen. Er bekämpfte die Schmerzen, indem er sich auf ein bestimmtes Thema lange und fest konzentrierte – zum Beispiel auf den römischen Redner Cicero. Dabei versuchte er, sich an alles zu erinnern, was ihm zu Cicero einfiel oder nur ansatzweise mit diesem zusammenhing. Die Methode war so wirkungsvoll, dass Kant sich manchmal am nächsten Morgen fragte, ob er sich die Schmerzen am Vortag vielleicht nur eingebildet hatte.

Von dem berühmten Mediziner Professor Sauerbruch ist folgende Anekdote überliefert, die sich während des Ersten Weltkriegs zugetragen haben soll. Der Zustand eines Patienten im Krankenhaus verschlechterte sich täglich, die Ärzte waren ratlos und verwiesen den Kranken an den Spezialisten: „Warten Sie, bald kommt Professor Sauerbruch, und wenn der herausgefunden hat, woran Sie leiden, wird es Ihnen bald besser gehen." Der Chirurg kam, besah sich den Patienten und raunte seinen Kollegen nur ein einziges Wort zu: „Moribundus", auf Deutsch „Er wird sterben". Der Todgeweihte, da er das Latein der Mediziner nicht verstand, glaubte, nun sei endlich die Diagnose gefunden, fasste Zuversicht und verließ das Krankenhaus zwei Wochen später – gesund.

Es gibt viele solcher Geschichten über die Kraft der Suggestion. Je mehr die Medizin über den menschlichen Körper herausfand, je größer ihre Erfolge und je gründlicher die wissenschaftliche Erforschung der Zusammenhänge von Krankheit und Heilung wurden, desto mehr wurden solche Anekdoten zu Wunderheilungen verklärt – und verlacht. Auch die sogenannte Placebo-Wirkung von Medikamenten fällt in diesen Bereich: Dass verabreichte Mittel auch dann wirken, wenn sie gar keinen Wirkstoff enthalten, dass also der Glaube allein schon Heilung bringt, passt nicht in unser wissenschaftliches Weltbild. Wenn es um den kranken Körper geht, spielen für Ärzte psychische Faktoren – Gefühle, unser Denken, unsere Überzeugungen – noch immer eher selten eine Rolle.

Doch gerade der Placebo-Effekt lässt sich nicht leugnen. Immer wieder passiert es, dass Medikamente wirken, obwohl sie anstelle eines Wirkstoffs nur eine harmlose Kochsalzlösung oder Zucker enthalten. Deshalb begannen Wissenschaftler, dieses Phänomen systematisch zu untersuchen. Zunächst einmal galt es, die Wirkung von an sich wirkungslosen Mitteln auf einer breiteren Datenbasis zu belegen.

Am Institut für medizinische Psychologie der Ludwig-Maximilians-Universität München führte Dr. Karin Meissner eine Reihe von Versuchen durch, bei denen sie Testpersonen wirkungslose Medikamente verabreichte. Ein Teil von ihnen erhielt die Information, das Medikament steigere die Aktivität des Magens – und genau bei diesen Probanden wurde anschließend auch eine erhöhte Aktivität des Magens beobachtet, im Gegensatz zu denen, die diese Information nicht erhalten hatten.

Noch spektakulärer war ein Experiment, das der Orthopäde Dr. James Bruce Moseley in Houston, Texas durchführte. Ihm standen 180 Patienten mit leichter Knie-Arthrose zur Verfügung, von denen er zwei Drittel auf die übliche Weise operierte. Beim letzten Drittel der Patienten nahm Moseley nur zum Schein einige oberflächliche Schnitte vor. Natürlich wussten die Patienten nicht, welcher (Nicht-)Behandlung sie unterzogen worden waren. Nach zwei Jahren zeigten sich 90 Prozent der Patienten beider Gruppen mit dem Eingriff zufrieden. Dabei war die Zahl der schmerzfreien Patienten unter den Scheinoperierten sogar größer als unter denen, die operiert worden waren.

Auch im Bereich alternativer Heilmethoden konnte der Placebo-Effekt nachgewiesen werden. An der Universität Heidelberg behandelte der Schmerzforscher Konrad Streitberger Patienten, die an einer Schulterverletzung litten, mit Akupunkturnadeln. Bei einem Teil der Verletzten kamen jedoch Nadeln zum Einsatz, die so konstruiert waren, dass sie sich, anstatt in die Haut einzudringen, wie Teleskopstangen ineinander schoben. So wurde die Therapie bei der Hälfte der Versuchspersonen nur vorgetäuscht. Hier zeigten sich unter den mit echten Nadeln Behandelten 74,2 Prozent der Personen mit dem Ergebnis zufrieden, von den Scheinbehandelten waren es 64,7 Prozent.

Am gründlichsten wurde der Placebo-Effekt in seinen verschiedenen Facetten von dem Turiner Mediziner Fabrizio Benedetti erforscht. In zahlreichen Versuchen stellte er fest, dass die Information, die wir zusammen mit den Schmerzmitteln erhalten, einen Anteil von ungefähr 30 Prozent an der Wirkung hat. Ohne die Ansage „Du bekommst jetzt ein Mittel, das deine Schmerzen lindern wird" schlagen Medikamente also um 30 Prozent weniger gut an. Umgekehrt fand Benedetti heraus, dass auch ein sogenannter Nocebo-Effekt erzielt werden kann. Erzählte man einer Versuchsperson, die Behandlung würde Schmerzen verursachen oder diese verschlimmern, so stiegen die Schmerzen tatsächlich an. Benedettis Studien belegen: Subjektive Erwartungen, Einschätzungen und Bewertungen dessen, was während einer Behandlung vor sich geht, tragen erheblich zum Ergebnis einer Therapie bei. Benedetti konnte – fast ein Jahrhundert später – belegen, dass sich die Anekdote über Professor Sauerbruch tatsächlich so zugetragen haben könnte. Denn die Worte eines Arztes sind aufgrund seiner Autorität als Mediziner ähnlich wirksam wie die Medikamente selbst: Der Patient glaubt und ist seiner Heilung damit schon einen wesentlichen Schritt näher.

Schmerz passiert im Kopf

Der Nachweis des Placebo-Effektes stellte die medizinische Forschung vor völlig neue Probleme. Nun war klar, dass Schmerzen, ausgelöst durch Reize, die über das Rückenmark an das Gehirn weitergeleitet werden, in ihrem Ergebnis offenbar weit mehr sind als nur Signale. Sie werden im Gehirn verarbeitet und moduliert. Deshalb konzentrieren sich neuere Schmerzforschungen nicht mehr so sehr auf die Leitungsbahnen der Nerven, sondern auf die psychologischen Vorgänge, die zu unserer komplexen Schmerzwahrnehmung beitragen.

Um diese besser zu verstehen, unternahm Benedetti einen Versuch mit Alzheimer-Patienten – und fand heraus, dass bei ihnen keinerlei Placebo-Effekt auftritt. Aufgrund ihrer geistigen Verfassung wirken Schmerzmittel bei Alzheimer-Erkrankten um bis zu 50 Prozent schlechter als bei anderen Patienten. Der Grund hierfür liegt in dem Umstand, dass bei dieser Krankheit eine wichtige Region des Gehirns, der präfrontale Kortex, nicht mehr mit den anderen Hirnregionen zusammenarbeitet. Im präfrontalen Kortex werden Situationen und auch Schmerzsignale bewertet. Das geschieht in enger Verbindung mit anderen Bereichen des Gehirns, in denen Schmerzen zum Beispiel in Bezug auf Langzeiterinnerungen oder Ängste eingeschätzt werden. So nimmt das Gehirn ein Schmerzsignal nicht nur wahr, sondern entscheidet auch: „Kenne ich den Schmerz schon? Ist er besonders gefährlich, besonders unangenehm? Löst er Angst aus (vor Gefahr), oder aber eine Erinnerung an einen früheren, starken Schmerz?" Je nachdem, wie der Schmerz eingeordnet wird, fällt die Schmerzwahrnehmung stärker oder schwächer aus.

Auch zur Wirkung von Schmerzmitteln trägt, ähnlich wie bei der Schmerzwahrnehmung selbst, die Bewertung durch das Gehirn bei. Schon beim Anblick der Linderung versprechenden Mittel oder bei der Versicherung durch den Arzt, dass es „gleich besser werde", wird offenbar ein Signal an jene Hirnregion gesendet, die für Stressreaktionen zuständig ist. Hier werden nun weniger Stresshormone in den Blutkreislauf ausgeschüttet, sodass die Herzfrequenz sinkt und der Patient beginnt, sich zu entspannen. Benedetti fand heraus, dass allein durch die positive Erwartung die sogenannten Opiatrezeptoren aktiviert werden – die für die Wirkung von Schmerzhemmern entscheidend sind. Und schließlich wurde beobachtet, dass dabei zusätzlich Endorphine ausgeschüttet werden. All diese Vorgänge tragen bereits zur Verringerung des Leidens bei.

Dass psychologische Faktoren wie die Zuversicht eines Arztes und der Glaube an Schmerzmittel die Schmerzbewältigung so deutlich beeinflussen, könnte indessen noch eine andere Ursache haben. Erst vor wenigen Jahren, 2006, entdeckten Forscher des französischen Pasteur Instituts ein Schmerzmittel, das der Körper selbst produziert: Das Opiorphin ist ein im menschlichen Speichel vorkommendes Endorphin. Die Wissenschaftler des Pariser Instituts konnten nachweisen, dass Opiorphinmoleküle die gleiche schmerzstillende Wirkung wie Morphium haben, mit deutlich weniger starken Nebenwirkungen. Darüber hinaus wirkt Opiorphin wie ein Antidepressivum, und dies sogar ganz ohne die üblichen Nebenwirkungen.

Es liegt nahe zu vermuten, dass die Wirkung von Placebos möglicherweise auch auf die Aktivierung solcher körpereigenen Schmerzmittel zurückzuführen ist. Um diese Annahme zu prüfen, unternahm Benedetti daher weitere Placebo-Experimente. Er verabreichte seinen Versuchspersonen Naloxon, ein Mittel, das die Rezeptoren für körpereigene Schmerzhemmer blockiert. Und tatsächlich, der Placebo-Effekt blieb aus – der Schmerz hielt unverändert an. Für Benedetti war dies der Beweis, dass durch die psychologischen Vorgänge, die für die Wirkung von Placebos verantwortlich sind, körpereigene Schmerzhemmer aktiviert werden.

Es ist vielleicht ein merkwürdiger Zufall, dass auch die Wirkung der alternativen Medizin erst in jüngster Zeit wissenschaftlich untersucht wurde. Das Ergebnis der Studien, die erstmals auf einer breiteren Datenbasis durchgeführt wurden, zog einen politischen Eklat nach sich: Ausgerechnet Edzard Ernst, einer der ersten Professoren für Alternative Medizin, mit einem Lehrstuhl an der Universität Exeter in England, verkündete, dass die meisten Mittel der alternativen Medizin praktisch wirkungslos seien und ihre Heilungserfolge allein auf dem Placeboeffekt beruhten.

„Ärzte, die homöopathische Mittel verschreiben, kennen entweder die Datenlage nicht, oder sie setzen die Mittel als Placebos ein. Der Einsatz von wirklichen Placebos ist allerdings verboten", so Ernst in einem Video-Interview auf der Website Zeit-Online. Beruflich ist ihm seine umstrittene Überzeugung nicht gut bekommen. Prinz Charles, möglicherweise der nächste König Großbritanniens, ist ein Anhänger der Homöopathie, eine seiner Firmen produziert und vertreibt ein homöopathisches Mittel. Auf dem Gipfel der Auseinandersetzung, die nach der Veröffentlichung von Ernsts Forschungsergebnissen um die alternative Medizin losbrach, bezeichnete der aus Deutschland stammende Professor den Prinzen als Schlangenölverkäufer. Charles selbst äußerte sich nie öffentlich zu diesen Vorgängen, doch offenbar fühlte sich die Universität Exeter dem britischen Königshaus verbundener als einem ihrer Wissenschaftler, und so wird Ernst sich bald von seinem Lehrstuhl zurückziehen.

Ernsts Forschungsergebnisse sind natürlich umstritten, und obwohl hier nicht ansteht, zu entscheiden, wie es um die Wirkungen von alternativen Heilmitteln wirklich bestellt ist, haben sie eben häufig nicht mehr als den Placebo-Effekt zu bieten. Dennoch ist nicht alles, was zur alternativen Medizin gehört, über einen Kamm zu scheren. Und schließlich sind auch Ernsts Studien ein Beleg für die Wirksamkeit des Placebo-Effekts gerade bei der Linderung von Schmerzen. Was im Klartext bedeutet: Schmerz ist nicht allein Sache des Körpers, der Geist ist wesentlicher Bestandteil seiner Wahrnehmung: Das, was wir über den Schmerz denken, wie wir ihn bewerten, was wir erwarten und mit welchen Emotionen wir ihn verknüpfen, beeinflusst, wie schmerzhaft ein Schmerz wirklich ist.

EXTREM EKLIG

Warum Abscheu gut
für die Moral ist

Currywurst, Hackbraten, Schweinelendchen – oder darf
es zur Abwechslung eine Rehkeule sein? Doch halt. Bevor
wir in den Genuss all dieser Speisen kommen, muss jemand das Reh aus der Decke schlagen – so nennen es die
Jäger, wenn sie dem erlegten Tier das Fell abziehen. Es
müssen Hühner und Schweine geschlachtet, Federn ge-
rupft, Innereien entfernt, Köpfe abgetrennt, Blut abgewa-
schen werden. Die Vorstellung von dem, was sich alltäglich
in Schlachthöfen abspielt, lässt viele von uns erschaudern.
Der Gedanke an Blut, Innereien und rohes Fleisch – und
erst recht deren Anblick – verursacht Übelkeit. Wer seiner
Fantasie hier allzu freien Lauf lässt, findet sich bald als
Vegetarier wieder. Andererseits muss es eine ganze Menge
Menschen geben, denen all dies nichts ausmacht. Seit Jahrtausenden jagt und erlegt der Mensch Wild, um sich davon
zu ernähren. Und irgendwie müssen die Tiere ja auf den
Teller.

Doch warum verhalten wir uns so widersprüchlich? Warum läuft uns im Angesicht der fertigen Gerichte das Wasser im Mund zusammen, während uns der Anblick ihrer Produktion förmlich den Magen umdreht? Da mich diese Fragen nicht losließen, sprach ich mit meinem Galileo-Kollegen Harro Füllgrabe – Journalist und Extrem-Reporter –, der es sich zur Aufgabe gemacht hat, die Welt zu bereisen, um extreme Dinge auszuprobieren und auch alle möglichen exotischen Gerichte zu kosten.

Harro ist der Ansicht, es sei ganz normal, dass uns schon die Vorstellung von Blut und Innereien ekelt. „Ich bin mir ziemlich sicher, dass das Ekeln eine Art Schutzmechanismus ist und dass Angst und Ekel für unser Sein unerlässlich sind", lautet seine Erklärung. „Wir ekeln uns ja auch vor Aas – ein ganz fieser Geruch und auch optisch abstoßend. Würden wir uns tatsächlich darüber hermachen, wäre das lebensbedrohlich, Aas ist giftig. Um den Körper und das Leben zu schützen, sind solche Abwehrmechanismen mit Sicherheit evolutionär verankert."

„Aber kann man seinen Ekel auch überwinden? Und wo liegen Deine persönlichen Grenzen? Oder ist Dir eine höhere Ekelschwelle einfach angeboren?"

„Natürlich gibt es Grenzen, auch bei mir. Durch die Erfahrungen, die ich gesammelt habe, bin ich mir aber sicher, dass der Kopf eine extrem große Rolle bei solchen Wahrnehmungen spielt. Gerade was die Überwindung von Ekel angeht." Was auf den einen abstoßend wirke, sei für den anderen attraktiv, meint Harro. Der beste Beweis seien andere Kulturen. „Die Isländer zum Beispiel essen *hákarl*, sogenannten Gammelhai." Der Eishai ist eigentlich nicht zum Verzehr geeignet, weil er keine Nieren hat. Deshalb lagern sich Stoffwechselgifte überall in seinem Fleisch ein. Eine Methode, um das Fleisch dennoch genießbar zu machen, ist, den Fisch einfach sechs Wochen liegen zu lassen. Sechs Wochen, in denen der Ammoniak allmählich freigesetzt wird und dermaßen stinkt, dass sich keine Fliege auch nur in die Nähe des ranzigen Fisches wagt. Dann wird der *hákarl* noch mal vier Wochen in die trockene isländische Seeluft gehängt, und fertig ist die nordländische Delikatesse. „Es roch nach einer Rastplatztoilette, die sechs Monate lang nicht gereinigt wurde. Ein ganz fieser Ammoniak-Gestank, der dem Fleisch entströmte. Als ich den Gammelhai probierte, zog sich in meinem Gesicht alles zusammen. Der Konsistenz nach erinnerte er fast ein bisschen an Käse, er war aber auch leicht knorpelig. Ein Geschmack wie Tilsiter Käse plus Fisch plus Ammoniak.“

Isländer sind offenbar nicht gerade zimperlich, wenn es um kulinarischen „Hochgenuss“ geht. Und auch in Schweden hat man mitunter eine andere Vorstellung von dem, was wir in Deutschland als „lecker“ bezeichnen würden.

„Einige Schweden essen *Surströmming*“, fährt Harro fort, nun ganz in seinem Element, „und die haben damit kein Problem.“

„Sur-was?“, frage ich, nicht sicher, ob ich wirklich wissen will, worum es sich dabei handelt.

Das seien vergorene Heringe, die sechs Monate lang in einem Fass gelagert werden. Der Gestank sei erbärmlich – da sträubten sich einem alle Nackenhaare. Klamotten, die mit dem *Surströmming* in Berührung kämen, könne man eigentlich nur noch verbrennen.

Nie und nimmer hätte mich jemand dazu gebracht, so einen gammeligen Hai oder Hering zu probieren. „Du bist wahrscheinlich einer der extremsten Menschen, wenn es darum geht, Ekel-Essen zu probieren. Was war denn für Dich das Schlimmste, das Du jemals kosten musstest?“

„Das ekligste Erlebnis war für mich definitiv das *balut*, ein fast ausgebrütetes Entenei, das in Vietnam als Delikatesse gilt − eine wirklich widerliche Angelegenheit. Nur noch vier Tage, und das Enten-Küken ist so weit entwickelt, dass es schlüpfen kann. Das Ei wird vor dem Verzehr nur kurz in heißes Wasser gelegt. Ich habe versucht, den Inhalt des *balut* runterzuschlucken, aber mein Körper hat sich mit extremer Vehemenz dagegen gewehrt."

„Worin bestand da der Unterschied zu den vorher beschriebenen Abartigkeiten?"

„Es war gar nicht so sehr der Geschmack − aber beim *balut* hat man einen fast ausgebildeten Embryo im Mund: einen fast fertigen Schnabel, Federn, Haut, Innereien, Knochen, Sehnen und Fleisch. Das heißt: Du schmeckst mit einem Bissen alles, was du dir vorstellen kannst. Der Mundraum ist ja sehr sensibel mit seinen unzähligen Geschmacksknospen; mit der Zunge, den Lippen, dem Gaumen und den Zähnen kannst du genau spüren, was beim Kauen zu einer ekligen Masse wird. Und dazu kommt eben das Bewusstsein davon, was du da gerade isst." Das *balut* − eine vietnamesische Delikatesse, die selbst einen erfahrenen Extrem-Reporter wie Harro an seine Grenzen bringt.

„Wie hat denn Dein Körper noch reagiert?"

„Ich hatte wirklich einen starken Würgereiz, mit dem ich das Ding dann auch wieder ausgespuckt habe: Das absolute Verschließen des Körpers gegenüber dem, was ich mir in den Mund geschoben hatte. Ja, auch bei mir gibt es eine Barriere! Ich glaube, das ist einfach kulturell bedingt. Manche Schranken im Kopf lassen sich nicht einfach überwinden, selbst wenn man möchte."

Ekel im Kopf

Ekel ist eine unserer stärksten Empfindungen, die tief aus unseren Eingeweiden emporsteigt. Die Unmittelbarkeit, mit der sich dieses Gefühl Bahn bricht, kennt wohl jeder. Es überkommt uns einfach, wir können nichts dagegen tun. Und zwar deshalb, weil es sich hierbei tatsächlich um ein sehr altes Körpergefühl handelt, um eine Art Ur-Gefühl. Seit Menschengedenken schützt es den Allesfresser Homo sapiens vorm Aussterben. „Mit all seinen Begleiterscheinungen – Unwohlsein, Brechreiz und Würgegefühl – hält es uns auf Distanz vor Dingen, die unserer Gesundheit gefährlich werden könnten", erklärt Hirnforscher Dieter Veitl die Funktion dieses reflexartigen Vorgangs.

Wie alt dieses Phänomen ist, lässt sich auch daran erkennen, dass die vielschichtigen Reaktionen, die ablaufen, wenn wir uns vor etwas ekeln, universell sind. Mögen die Auslöser für ein Unwohlsein auch kulturell oder sozialisationsbedingt sein, alle Menschen, ob in Europa, Asien oder Afrika, machen das gleiche Gesicht, wenn sie Abscheu empfinden: Angewidert nehmen sie den Kopf zurück und halten schützend eine Hand vor Mund und Nase. Die Oberlippe wird hoch-, die Mundwinkel werden heruntergezogen, die Nase gerümpft. Ekeln wir uns sehr, verleihen wir unserem Gefühl noch durch eine herausgestreckte Zunge sowie durch einen impulsiven Ausruf Nachdruck: „Ihhhh!"

Begleitet wird diese Grimasse von bestimmten körperlichen Reaktionen: angefangen bei kaltem Schweiß und einer Gänsehaut beziehungsweise einem Schauer, der uns den Rücken herunterläuft, bis hin zu feucht werdenden Augen. Darüber hinaus ist unser vegetatives Nervensystem in Alarmbereitschaft versetzt, unser Blutdruck kann sogar so weit absinken, dass uns vor Ekel schwarz vor Augen wird.

Um sichtbar zu machen, welche Teile unseres Gehirns auf das Ur-Gefühl Ekel reagieren, nutzt man in den Neurowissenschaften sogenannte bildgebende Verfahren – etwa die Magnetresonanztomographie (MRT). Mit diesen Techniken kann man dokumentieren, welche Hirnareale durch den Kontakt mit etwas Ekelhaftem in Alarmbereitschaft versetzt werden. Inzwischen weiß man, dass es kein spezifisches Ekel-Zentrum gibt, wie etwa das Belohnungs- oder Bestrafungszentrum, sondern dass gleich mehrere Hirnareale für diese Emotion zuständig sind.

Eine dieser Regionen, die Amygdala, ist schon in einem sehr frühen Stadium in der Lage, zu entschlüsseln, welche Bedeutung ein bestimmter Reiz, eine bestimmte Emotion für unseren Organismus hat. Sie wird aktiviert, sobald man Versuchspersonen mit Fotos von verdorbener Nahrung oder unhygienischen Gegenständen konfrontiert, und sie reagiert umso heftiger, je ekliger die Bilder sind. Dabei ist die Amygdala durchaus in der Lage, zwischen einer ernstzunehmenden Gefahr und reiner Vorstellung zu unterscheiden. Wurden Menschen aufgefordert, sich eklige Dinge nur auszumalen, nahm die Aktivität ab. Nach dem Motto: Warum sollte ich mir allein von meiner Einbildungskraft den Magen umdrehen lassen?

Wie die Information, etwas sei eklig und somit gefährlich, aus dem Gehirn an unseren Körper weitergegeben wird, lässt sich eindrücklich am Beispiel des uns allen bekannten Brechreizes beschreiben: Für das Erbrechen, diesen Katapult-Mechanismus, den der Körper benötigt, um sich verdorbener Nahrung zu entledigen, gibt es im Hirnstamm ein eigenes Zentrum, das sogenannte Brechzentrum. Es verfügt über zahlreiche Nervenverbindungen zum Großhirn (Kortex), wo die Ekelempfindungen verarbeitet werden, und auch zum Gleichgewichtsorgan, das im Kleinhirn liegt (und das zum Beispiel nach einer Achterbahnfahrt Signale ans Brechzentrum weitergibt). Weiterhin steht das Brechzentrum mit dem Blutkreislauf in Verbindung, um gegebenenfalls auf Giftstoffe im Blut reagieren zu können. Und natürlich ist es über eine Nervenbahn mit dem Magen-Darm-Trakt verbunden und reagiert etwa auf einen zu vollen Magen. Kommt es zum Ernstfall, alarmiert es die absteigenden Bahnen der Bauch- und Zwerchfellmuskulatur und regt zu vermehrter Speichelbildung in der Mundhöhle an. Dass uns der Vorgang des sich Übergebens so erschöpft, liegt im Übrigen daran, dass unsere Muskulatur daran gewöhnt ist, Mahlzeiten abwärts zu transportieren. Ist uns schlecht, wird sie dazu aufgefordert, in umgekehrter Richtung zu arbeiten.

Macht Ekel gesund – oder erst richtig krank?

So weit das normale Ekel-Reaktionsschema. Nun gibt es aber Menschen, die sich über das gesunde Maß hinaus ekeln. Und es gibt Menschen, die ekeln sich überhaupt nicht. Neurowissenschaftler haben festgestellt, dass Ekel bei fast jeder psychopathologischen Auffälligkeit eine Rolle spielt. Bei Frauen, die unter Essstörungen leiden, ist beispielsweise eine höhere Ekel-Sensibilität zu verzeichnen als bei gesunden Menschen. Auch Menschen mit Angststörungen erzählen nicht nur von übergroßer Furcht, sondern von Abscheu vor Dingen, die mit ihrer Störung zusammenhängen. Bei Menschen mit einem Waschzwang können verdreckte Gegenstände Ekel hervorrufen. Dass Menschen mit einer Spinnenphobie besonders sensibel auf Fotos der Achtbeiner reagieren, liegt ebenso auf der Hand. Aber auch andere Bilder, die auch gesunde Versuchspersonen ekelerregend finden, werden von Menschen mit einer Störung auf der Ekel-Skala weit höher eingestuft, und es wird deutlich mehr Hirnaktivität bei neurofunktionellen Studien verzeichnet.

Erfreulicherweise können Phobien oder Zwangsstörungen behandelt werden. Unser Gehirn bildet für alle Erlebnisse sogenannte somatische Marker, vorstellbar als Markierungen, mit deren Hilfe es sich gute oder auch schlechte Erfahrungen merken kann. Diese somatischen Marker sind Teil unseres Ekel-Alarmsystems und bei zwanghaften Menschen zusätzlich auch ein Indikator für ihre Krankheit. Wird nun etwa eine Spinnenphobie erfolgreich verhaltenstherapeutisch behandelt, stellt sich das Gefühl des Ekels beim Anblick oder der Berührung einer Spinne nicht mehr ein. Dies weist auf die Lernfähigkeit unseres Gehirns hin: Wie positive oder – wie beim Ekel – negative Emotionen durch die Marker verstärkt werden können, so können diese erfreulicherweise auch wieder abgebaut werden.

Patienten, die an der neurologischen Erkrankung Chorea Huntington leiden, besser bekannt als Veitstanz, können leider nicht auf solche Erfolgserlebnisse hoffen. Diese Krankheit beruht auf einer genetischen Anomalie, die unter anderem Symptome wie Muskelzuckungen (daher der Name), Zungenschmatzen, Inkontinenz und auch Veränderungen der Psyche – Launenhaftigkeit, Reizbarkeit, Depressionen, Gefühlsarmut, Demenz – hervorruft. Außerdem fällt es an Chorea Huntington Erkrankten schwer, Ekel zu empfinden – ein Umstand, den Mediziner als Identifikationsmerkmal für die Krankheit nutzen: Testpersonen, deren Ekel-Schwelle ungewöhnlich niedrig ausfiel, stellten sich als Träger der Genmutation heraus. Allerdings ist diese Diagnose nur im Anfangsstadium der Krankheit möglich. Da sich mit der Zeit immer mehr Hirnsubstanz abbaut, verliert sich die Fähigkeit, ekelerregende Dinge auszumachen, im Verlauf der Krankheit. Auch andere Emotionen wie Angst oder Freude können später kaum noch erkannt oder unterschieden werden. Wenn wir uns also vor dem einen oder anderen ekeln, können wir uns glücklich schätzen. Wir sind gesund.

Erstaunlich ist, dass Ekel nicht in jedem Fall gesundheitsfördernd ist. Normalerweise wird unser Immunsystem auf den Plan gerufen, wenn wir mit irgendeiner Substanz in Kontakt kommen, die uns krank machen könnte. Ekel schützt davor, indem er verhindert, dass diese Substanz überhaupt an oder in unseren Körper gelangt. Anders ist das im Fall der ebenso verbreiteten wie lästigen Herpes-Bläschen, die – wie in zahlreichen klinischen Studien nachgewiesen – dann vermehrt auftreten, wenn Versuchspersonen mit ekelerregenden Aufnahmen oder Gegenständen konfrontiert wurden. (Auch bei Neurodermitis oder Schuppenflechte spielt Ekel eine auslösende Rolle.) Im Fall der Herpes-Bläschen lähmt Ekel nicht nur unsere Immunabwehr, er erzeugt auch Stress und macht uns eindeutig krank. Warum das so ist, konnte noch nicht abschließend geklärt werden.

Erst kommt das Fressen,
dann kommt die Moral

Die Heftigkeit, mit der uns ein Gefühl von Ekel überfällt, ist individuell verschieden; je nachdem, ob wir uns eher als robust beschreiben würden, als empfindlich oder als krankhaft ekelsensibel. Es gibt Unterschiede in der Sozialisation sowie kulturelle Gegensätze über Grenzen und Länder hinweg. Mein Kollege Harro erzählte mir beispielsweise, dass die rohe Leber einer gerade erlegten Robbe für Inuit eine Delikatesse sei. Die Leber zu probieren habe ihn große Überwindung gekostet, denn der Körper der Robbe habe vor gefühlten zwei Minuten ja noch gelebt. „Die Inuit essen die körperwarme Leber wegen der Vitamine, und sie erhoffen sich traditionell Stärke und Kraft", lautet Harros Erklärung.

Selbst wenn man das mit der vitalisierenden Kraft und Stärke nicht so ernst nimmt, sind Vitamine ja eigentlich ein sehr schlagkräftiges Argument. Und dennoch: Deutlicher können kulturelle Unterschiede nicht hervortreten. Wir haben uns in unserem Kulturkreis so weit vom Prozess des Tieretötens und -verarbeitens entfernt, dass wir kaum noch gezwungen sind, das Steak im Supermarkt mit dem Rind auf der Weide in Verbindung zu setzen – und steigen bei der direkten Konfrontation mit Tod, Blut und Kadavern lieber aus. Mir wird klar, dass Harros Arbeit weniger mit dem Kick zu tun hat, Grenzen auszutesten, als mit einem respektvollen Umgang Bräuchen und Kulturen gegenüber, die uns fremd sind. „Wir sind viele Dinge einfach nicht mehr gewohnt, leben in einer Wohlstandsgesellschaft", meint Harro selbst dazu. „Zum Beispiel werfen wir vieles, was eigentlich noch verwendbar wäre, einfach weg.

In manchen Teilen der Welt konnte man es sich früher aber nicht leisten, zu sagen: ‚Den Kopf eines Tieres essen wir nicht, wir nehmen nur das Fleisch und machen einen schönen Braten daraus.' Dass man etwa Tieraugen verzehrt, ist aus einer historischen Notwendigkeit entstanden."

Interessanterweise bringt die zunehmende Entfernung von einer archaischen Lebensform auch eine Verschiebung der Ekel-Zone mit sich. Eine evolutionäre Weiterentwicklung vom ehemaligen Körper-Schutzprogramm zum Maßstab dafür, ob wir uns in der Gemeinschaft korrekt verhalten. Denn Ekel entwickelte sich im Verlauf der Menschheitsgeschichte auch zu einer moralischen Größe. Schon allein die unmoralischen Ansichten eines Mitmenschen können bei uns Ekel hervorrufen.

Unsere Sprache macht den Zusammenhang sichtbar: Reinheit und Sauberkeit dienen uns als Bild für moralisch einwandfreies Verhalten, „schmutzig" sind dementsprechend verwerfliche Handlungen oder Gedanken. Die „Hände schmutzig" macht sich, wer zwielichtigen Geschäften nachgeht. „Ich wasche meine Hände in Unschuld!", sagt Pontius Pilatus – und will sich damit von der Schuld an Jesu Verurteilung freisprechen. „Soll doch das Volk entscheiden, was mit dem Mann geschieht. Ich habe mit der Sache nichts zu tun." Dazu passt die Tatsache, dass es in vielen Religionen rituelle Waschungen gibt, mit denen die Gläubigen moralisch „rein" werden. Ob bei symbolischen Reinigungen in heiligen Flüssen oder der christlichen Taufe, immer geht es darum, die Sünde oder Erbsünde abzuwaschen.

Dass das Reinigen der Hände uns wirklich von moralischen Skrupeln befreit, belegt ein Experiment: Nachdem Versuchspersonen von einer eigenen unmoralischen Hand-

lung erzählt hatten, durften sie ein kleines Geschenk auswählen: entweder einen Bleistift oder ein antiseptisches
Feuchttuch. Bei denjenigen, die sich für das Tuch ent-
schieden, reduzierte das Reinigen der Hände tatsächlich
Emotionen wie „Ekel, Bedauern, Schuld, Scham, Peinlich-
keit und Wut" – was in einem anschließend ausgeteilten
Fragebogen ersichtlich wurde.

Ähnliches brachte ein Experiment zu Tage, in dem Versuchsteilnehmer ebenfalls von einer eigenen unmoralischen Handlung berichten sollten. Danach wurden sie aufgefordert, einem Doktoranden, dem die Mittel ausgegangen
waren (so die Coverstory), noch bei einem weiteren Experiment zur Verfügung zu stehen. Diejenigen Versuchspersonen, die nach dem ersten Versuch ein Feuchttuch zum
Händereinigen erhalten hatten (mit der Erklärung, die Einrichtung würde die Tücher nach dem Benutzen der Insti-
tutscomputer zur Verfügung stellen), fühlten sich weniger
moralisch verpflichtet, den Doktoranden zu unterstützen,
als diejenigen, die sich nicht die Hände hatten sauber machen können. Letztere konnten durch ihre Mithilfe ihr
erinnertes moralisch falsches Verhalten kompensieren.

Wie sehr unsere Ansichten und Gedanken über Moral
unser Entscheidungs- und Urteilsvermögen beeinflussen,
zeigt auch ein Versuch der Psychologen Julie Fitness und
Andrew Jones der Macquarie University, Australien, über
den Sebastian Herrmann in seinem Artikel „Würgen mit
Moral" in der *Süddeutschen Zeitung* berichtete: Dabei sollten Probanden als Geschworene in einem (Schein-)Pro-
zess fungieren. Diejenigen, denen die Psychologen zuvor
Aufnahmen ekelerregender Gegenstände zeigten, tendier-
ten zu besonders moralischen Begründungen ihrer Urteile. Versuchspersonen mit einer extrem hohen Ekelsen-
sibilität neigten sogar dazu, die Angeklagten trotz unklarer

Beweislage schuldig zu sprechen und besonders harte Strafen zu fordern.

Wie eng Ekel und Moral in unserer Gesellschaft miteinander verknüpft sind, macht auch der Psychologe David Pizarro von der Cornell University, New York, deutlich, der Amerikaner zu ihren Werten sowie zu ihren sexuellen Ansichten befragte: „Wer besonders konservative Einstellungen vertritt, ekelt sich eher vor ungewöhnlichem sexuellen Verhalten. Und wer wiederum besonders ekelsensibel ist, der vertritt mit höherer Wahrscheinlichkeit konservative Ansichten und lehnt zum Beispiel die Homosexuellen-Ehe eher ab."

Faszination des Ekels

Es ist schon erstaunlich, wir ekeln uns vor der Unaufrichtigkeit von Lügnern, vor der Doppelmoral von Kirchenoberhäuptern und der Doppelzüngigkeit von Politikern. Und alles, was wir im eigentlichen oder übertragenen Sinne verurteilen, versuchen wir also von uns fernzuhalten. Denn schlechtes Essen kontaminiert den Körper, Vorstellung den Geist. Gleichzeitig sind Ekel-Sendungen wie das „Dschungelcamp" Quotenhits und ein eindeutiger Beweis dafür, dass wir uns von den ach so abscheulichen Dingen dieser Welt eben doch nicht ganz so konsequent abwenden wollen.

Stephen King, einer, der es wissen muss, da er als Meister des Horror-Genres und Kenner der Faszination des Ekels Unsummen verdient, meint dazu: „Das Ekligste, was man sich denken kann, was auch immer es ist: Genau das ist es, was die Menschen wollen." Wie wahr: Ob pürierter Känguru-Penis, gebratene Rattenschwänze, ein Bad in

Kakerlaken oder in Fisch-Innereien, es gab so gut wie nichts, was die losgelassene Promi-Meute der letzten Staffel von „Ich bin ein Star – holt mich hier raus" im australischen Dschungel ausgelassen hat. Ganz abgesehen davon, dass die „Stars" vor laufenden Kameras mit überquellenden Plumpsklos zu dealen hatten. Und sechs Millionen Deutsche genossen das Ekel-Spektakel – auch wenn es natürlich niemand gewesen sein will. Denn – igitt – wer will schon solche Schweinereien mit ansehen?

Die psychologische Erklärung für dieses Phänomen? Der Reiz des Verbotenen. Winfried Menninghaus, Ekel-Forscher aus Berlin, spricht im Fachjargon von einem „invertierten Lustgefühl". „Lust?", möchte man an dieser Stelle fragen. „Ich bin doch nicht pervers!" „Nein, nicht mehr." Denn bei dem invertierten, also verkehrten Lustgefühl handelt es sich um Hochgefühle, die wir aus unserer Kindheit kennen, die uns aber abtrainiert wurden. Es seien infantile Lüste, die uns vorm Fernseher kleben lassen, so Menninghaus: Zwar haben bereits Babys die Anlagen für unseren Ekel-Schutzmechanismus, doch dass es ungesund sein kann, mit den eigenen Fäkalien zu spielen, lernen Kinder erst im Alter von vier bis fünf Jahren. Wenn wir dann groß sind, lassen wir die Spielereien besser bleiben – und gucken stattdessen „Dschungelcamp". Damit kompensieren wir das alltägliche Funktionieren-Müssen des Erwachsenenalltags. Für knappe zwei Stunden brechen wir aus und tun wieder so, als seien wir noch klein. „Dschungelcamp" ist also quasi Kinderfernsehen für Erwachsene.

Eine weitere Erklärung für den Erfolg derartiger Sendungen gibt Trendforscher Andreas Steinle, indem er auf unsere niederen Instinkte wie Schadenfreude und die Lust an der Erniedrigung anderer hinweist. Es steht in der Macht des Zuschauers, die Promis im wahrsten Sinne „in die Sch... zu reiten", sie zu retten oder untergehen zu lassen.

Zu guter Letzt hat Voyeurismus aber auch immer etwas Horizonterweiterndes. „Dass die Reize des Schönen [...] viel zu schnell langweilig werden, erkannte schon Aristoteles", kommentiert Menninghaus die andere Seite unserer Ekel-Faszination. Dass es diese Seite in uns gibt, sollten wir uns immer mal wieder vor Augen halten, genauso wie die Unterschiedlichkeit der Kulturen: Während die chinesische Prinzessin Li Si in Michaels Endes *Jim Knopf* zu unserer Verwunderung angewidert ausruft: „Käse, ist das nicht verschimmelte Milch?", können wir uns wohl nicht vorstellen, was bei den Tungusen in Sibirien als Liebesdienst an den Alten gilt, nämlich den Großeltern den Rotz aus der Nase zu saugen.

EXTREM STILL

Was wir hören, wenn wir nichts hören

Im Dezember 2010 versuchte eine Gruppe von Musikern, die sich *Cage against the Machine* nannte, die britische Popwelt zu erobern. Der Song, mit dem sie antraten, klang in notierter Form in etwa so: –.

Stille. Stille! Auf dem Titel, der im Internet zum Download bereitstand, hörte man absolut NICHTS! Der Song dauerte genau 4 Minuten und 33 Sekunden, und er erreichte bei Facebook die Marke von mehr als 89 000 Fans. Dabei handelte es sich eigentlich um ein Remake, denn der amerikanische Komponist John Cage hatte das Musikstück, das nur aus Stille besteht, schon 1952 erfunden – und wollte damit auf die unzähligen Geräusche aufmerksam machen, die uns umgeben.

Stille ist für viele Dinge, die wir tun, eine notwendige Voraussetzung, zum Beispiel wenn wir uns konzentrieren. Das liegt daran, dass die unzähligen akustischen Reize, die auf unsere Sinnesorgane einströmen, unser Gehirn permanent beschäftigen. Unterhalten wir uns mit jemandem, so müssen die Geräusche, die nicht zur Sprache gehören, herausgefiltert und als unwichtig beiseite geschoben werden. Handelt es sich dabei aber um das Klingeln des Telefons – und sei es auch noch so leise, weil das Handy tief in der Tasche vergraben liegt –, so muss das Gehirn sofort umschalten, das Geräusch als wichtig identifizieren und uns zu einer Reaktion darauf veranlassen. In unserem Kopf arbeitet es also ständig, ohne dass wir uns all der Aufgaben bewusst sind, die von unseren grauen Zellen nebenbei erledigt werden. Wie das Filtern von wichtigen und unwichtigen Geräuschen. Unser Gehör ist immer auf Empfang gestellt, und an seinem Eingang sind Mitarbeiter postiert, die ungebetene Gäste abweisen, damit sich der Chef in der oberen Etage seinen Tätigkeiten widmen kann. Je weniger Geräusche an unser Ohr dringen, desto weniger Mitarbeiter braucht es für diese Arbeit – umso mehr Kapazitäten haben wir für die Dinge frei, auf die wir uns wirklich konzentrieren wollen.

Stille ist jedoch nicht nur eine notwendige Voraussetzung dafür, dass wir uns konzentrieren können. Zwischen Phasen der Aktivität braucht unser Körper Phasen der Ruhe. Ein wesentlicher Teil jedes Muskeltrainings ist nicht nur die An-, sondern auch die Entspannung. Auf das Krafttraining folgt die Massage. Ebenso gehört zu einer ausgewogenen Ernährung zwar sicherlich nicht das Zuviel – die Völlerei –, das Zuwenig hingegen, das Fasten, kann gesund sein. Es hat unter anderem die Funktion, den Körper von den Giften zu reinigen, die er mit der Nahrung aufnimmt. Manche Menschen halten sich mit geradezu asketischen Ernährungsplänen fit – indem sie auf viele Nahrungsmittel, zum Beispiel Fleisch oder Zucker, gänzlich verzichten und andere nur in wohldosierten Mengen zu sich nehmen. Ähn-

lich ist es mit der reinigenden Kraft der Stille: Die Dauer-
beschallung des Ohrs ist für den Körper genauso anstrengend wie ständige Überernährung oder ein Marathonlauf,
der nie zu einem Ende kommt. Auch zu viele Geräusche
und Gedanken können uns „vergiften". Wir brauchen die
Stille der Nacht, und manchmal brauchen wir sie auch am
Tag.

Auszeit

Wer den Aspekt der Erholung und der Ruhe zu lange ver-
nachlässigt, wird krank. Heute kennen wir das Phänomen
als „Burnout-Syndrom": Nach einer langen Phase der
Hochleistung brechen Menschen plötzlich zusammen. Oft
gehen damit ernsthafte körperliche Schäden einher, und
die Betroffenen sind durch den Burnout völlig außer Ge-
fecht gesetzt. Jedes Telefonat, jede Anfrage per E-Mail verursacht Herzrasen, Schweißausbrüche oder Heulanfälle.
An Arbeit ist in diesem Zustand nicht mehr zu denken,
und er hält oft monatelang an. Nicht wenige verlieren dabei ihren Job. Eine der ersten Maßnahmen in dieser aku-
ten Notfallsituation ist eine starke Reduktion der Kommunikation. „Abschalten" – sich vom Alltagsstress wirklich
erholen bedeutet, sich von Computern und Telefonen
fernzuhalten und mit einfachen, reizarmen Tätigkeiten zu
begnügen: spazieren gehen, schlafen, vielleicht ein Buch
lesen. Um es gar nicht erst zur Krise des Burnouts kommen zu lassen, beugen viele Menschen mit regelmäßigen
Auszeiten vor, und sie nutzen dabei ein inzwischen breites
Angebot an Rückzugsmöglichkeiten: Manager entspannen sich in Yoga-Seminaren oder buchen sogar eine Woche der Stille in einem Kloster. Manche bereisen die bud-

dhistischen Tempel im Mittleren und Fernen Osten, nur um sich dort für ein paar Wochen in den strengen und stillen Alltag der Mönche einzufügen. Selbsterfahrungen der Lossagung von Segen und Fluch des Internets haben Konjunktur: In „Ich bin dann mal offline" berichtet beispielsweise Christoph Koch, wie er eine Woche (nun ja, von Selbstkasteiung wollen wir hier mal nicht reden) ohne die Benutzung des Internets „überlebt" hat. Noch länger hat es Alex Rühle ausgehalten, wovon er in seinem Buch „Ohne Netz. Mein halbes Jahr Offline" erzählt.

Fenster zum Himmel

Der Burnout ist als anerkannte Krankheit ein relativ junges Phänomen, ähnlich wie andere Krankheiten, die als besonders typisch für unsere Zeit gelten. Auch wenn es eine umstrittene Erscheinung ist und manche den Burnout nur für eine klangvollere Bezeichnung von Müdigkeit halten: Es ändert nichts daran, dass es gegen extreme, lang anhaltende Erschöpfung nur ein wirksames Mittel gibt – Stille. Ihre regenerative Wirkung lässt sich (bisher jedenfalls) mit keinem Medikament erreichen.

So erstaunt es vielleicht nicht, dass das Bedürfnis, dem hektischen Treiben des Alltags zu entfliehen, eine lange Tradition hat. Urvater und Vorbild aller Einsiedler ist der heilige Antonius. Ungefähr zwischen dem Jahr 250 und 350 nach Christus soll er als junger Erwachsener in die ägyptische Wüste gezogen und dort fast 100 Jahre alt geworden sein – nach lebenslanger Abgewandtheit von der Welt. Seine radikale Regel lautete „Töte dich selbst ab", und sie bezog sich auf alle körperlichen Bedürfnisse. Noch früher, vor mehr als 1500 Jahren, formulierte der Gautama

Buddha für seine Anhänger, die buddhistischen Mönche, ein ähnliches Ziel: Das Leben auf der Welt ist leidvoll, so lautet die Diagnose. Um diesem Leid zu entfliehen, gilt es dem Buddhismus zufolge, das „Ich" in Form der eigenen Begierden, Wünsche und Gedanken völlig auszulöschen, um sich so im Nirwana, im „ewigen Nichts" aufzulösen. Auch Buddhas Weg dorthin ist dem des Antonius nicht unähnlich: Er führt über ein strenges, einfaches Leben, in dem das Schweigen eine wichtige Rolle spielt.

Denn die Meditationspraktiken verschiedener Religionen lassen sich durchaus vergleichen, auch wenn sie im Detail mit ganz unterschiedlichen Traditionen und konkreten Zielen verbunden sind. Katharina Deifel, Schwester im Konvent der Wiener Dominikanerinnen, beschreibt mir ihre Erfahrung des Schweigens so: „Man wird sehr ruhig – und manchmal schwindet auch das Zeitgefühl. Normalerweise empfinden wir die Zeit ja dadurch, dass wir jeweils einen Gedanken an den anderen reihen. Dieses endlose Denken hört irgendwann auf. Tief in der Kontemplation (= lateinisch: Versenkung, Anm. d. A.) ist man dann überrascht, dass schon eine halbe Stunde vorbei ist, weil das Zeitempfinden komplett ausgesetzt hat. Das sind lichte Momente. Die Buddhisten nennen das ‚Erleuchtung' – im Christentum würde ich es als ‚mystische Einheitserfahrung' bezeichnen. Oder viel einfacher gesagt: Es geht für einen Moment lang ein Fenster zum Himmel auf."

Nicht jeder ist heute mehr auf der Suche nach religiöser Erfahrung; die Stille jedoch ist wieder richtig in Mode gekommen: Einen „Raum der Stille" gibt es sogar an einem der meistbesuchten Plätze Berlins. Er befindet sich direkt neben dem Brandenburger Tor. Ein Ort des Rückzugs vom alles beherrschenden Großstadtlärm, der uns ständig und ohne die geringste Unterbrechung umgibt. Das Interessante an der Stille ist nämlich, dass sie einen Raum braucht. Wortwörtlich. Einen Raum mit Wänden und einem Dach, die von außen kommende Geräusche abhalten. Es sei denn, wir befinden uns in der Wüste. Wenn wir für einen Moment nichts sehen wollen, um unsere Augen zu entspannen, reicht es, die Augenlider zu schließen. Stille hingegen lässt sich nicht so einfach herstellen. Leider haben wir keine Ohrenlider! Um die Ohren gegen die Außenwelt abzuschotten, bedarf es schon mindestens unserer Hände, eines Taschentuchs oder ähnlicher Hilfsmittel, und wenn wir an einer Verkehrskreuzung stehen oder uns in einem Technoschuppen aufhalten, hilft auch das wenig. Deshalb müssen wir einiges unternehmen, um uns gegen Lärm zu schützen und Stille zu ermöglichen. Wir bauen Wände und errichten Schallschutzmauern. Was aber ist Stille eigentlich genau?

Wenn uns Stille in den Wahnsinn treibt

In Schweigeklöstern und Einsiedeleien bedeutet Stille in erster Linie, dass nicht gesprochen wird. Geräusche wie das Klappern des Geschirrs beim Essen sind dort sicher zu hören; gerade diese würden wir hingegen bei einer Aufführung klassischer Musik als besonders störenden Lärm empfinden. Stille ist also nicht gleich Stille. Während wir unsere Mitmenschen mit einem „Seid doch mal still!" durchaus zum Schweigen bringen können, lässt sich die Luft nicht wirklich zum „Stillstand" bringen. Schallwellen sind nämlich winzige Druckschwankungen eines schallübertragenden Mediums, und als dieses Medium fungiert meist die Luft. Sobald sie durch das Schwingen einer Schallquelle in Bewegung versetzt wird, hören wir etwas. Das

Zupfen an einer Gitarrensaite löst beispielsweise eine solche wellenförmige Bewegung der Luft aus, und diese Wellen sind hörbar. Dasselbe passiert, wenn ich mit einem Presslufthammer das Straßenpflaster aufreiße. Und wir alle wissen aus leidvoller Erfahrung, wie sehr sich die klanglichen Resultate unterscheiden.

Ein Raum, in dem es still ist, ist ein Raum, in dem sich nichts bewegt. In diesem Sinne ist die Stille auch so etwas wie eine radikale Verneinung: Wo Stille ist, geschieht nichts. Das kann mitunter zu Irritationen führen, weshalb man zum Beispiel darauf verzichtet, Telefonverbindungen absolut geräuschfrei zu machen – obwohl dies technisch längst möglich wäre. Sobald nämlich während des Gesprächs eine Pause entsteht, glauben die Teilnehmer bei absoluter Stille, die Verbindung sei unterbrochen. Sie sehen ihren Gesprächspartner am anderen Ende der Leitung ja nicht. Deshalb wird jede Verbindung heute absichtlich mit einem Grundrauschen unterlegt.

Der heilige Antonius erlebte in der Wüste – so erzählt es die Geschichte – Halluzinationen und Visionen. Seine Erfahrung ist inzwischen medizinisch erforscht. Stille ist, wie wir gesehen haben, heilsam, sie kann aber auch das Gegenteil sein: bedrückend, beklemmend, peinlich, gespenstisch, unheimlich oder unheilvoll. Sie ist mit dem Tod verbunden – das sagt uns auch unsere sprachliche Erfahrung, etwa wenn von Toten- oder Grabesstille die Rede ist. In den 1970er Jahren wurden die psychischen und körperlichen Reaktionen auf die sogenannte sensorische Deprivation, den Entzug jeglicher Sinnesreize, an der Psychiatrischen Klinik in Hamburg-Eppendorf ausführlich untersucht. Dazu konstruierte man eigens eine Zelle, die *Camera Silens* (die Schweigekammer), in der die Testpersonen von äußeren Reizen ganz und gar abgeschottet wurden. Die Folgen dieses Experiments waren erschütternd. Eingesperrt in eine Zelle, ohne die Möglichkeit, sich hörend und sehend frei zu bewegen – und sei es im Nichts der Wüste –, treibt uns die Stille in den Wahnsinn. In Verbindung mit dem Entzug jeglicher äußerer Reize macht extreme Stille krank. Dabei erleben die Menschen nicht nur Halluzinationen, sondern auch psychische Schäden, Störungen der Atmung, des Herz-Kreislaufs, des Schlafs und sogar Veränderungen des Stoffwechsels. Diese angsteinflößende Seite der Stille ist lange bekannt – angeblich wurden Gefangene bereits im Mittelalter mit totaler Geräuschlosigkeit gefoltert. Und auch in unserer Zeit taucht immer wieder der Verdacht auf, Regierungen würden sich dieses Mittels bedienen, um Häftlinge zu foltern und zu Geständnissen zu erpressen.

Die Stille hat also auch ihre Schattenseiten, wobei den Versuchspersonen in der *Camera Silens* neben akustischen auch alle anderen Reize entzogen werden. Es handelt sich also streng genommen nicht um ein reines Stille-Experiment. John Cage hingegen, der amerikanische Stilleforscher, besuchte schon in den 1940er Jahren eine echofreie Kammer; einen nahezu schalldichten Raum. Er wollte wissen, was man hört, wenn man nichts hört. Zu seiner Überraschung stellte er fest: „[Ich] hörte zwei Töne, einen hohen und einen tiefen. Als ich dies dem verantwortlichen Ingenieur beschrieb, erklärte er mir, dass der hohe Ton ständig vom Nervensystem erzeugt werde, während der tiefe von der Blutzirkulation stamme." Sollte das heißen, dass es absolute Stille gar nicht gibt?

EXTREM LAUT

Out of Hoffenheim oder
Wie Lärm krank macht

Die Welt ist lauter geworden. Man verspottet sie gerne, die ewig Gestrigen mit ihren nostalgischen „Früher war alles besser"-Seufzern – doch hier dürfte es zur Abwechslung mal zutreffen. Der Lärm nimmt zu. Ständig. Vor gut 150 Jahren entstand unsere Industrie mit ihren Maschinen und Fabriken. Da erstaunt es fast, dass Lärmschwerhörigkeit zumindest in Deutschland erst seit 1970 als anerkannte Berufskrankheit gilt. Inzwischen hat sie alle Rankings als eine der häufigsten Berufskrankheiten gestürmt. In Fabriken, Schreinereien, auf Baustellen – überall, wo Maschinen verwendet werden, die einen Geräuschpegel von 85 Dezibel (dB(A)) und mehr erzeugen, geht das Hörvermögen über kurz oder lang verloren. Entsprechende Verordnungen zum Hörschutz verhindern lediglich, dass diese Zahl noch höher ausfällt.

Von Wilhelm Busch, dem Erfinder von Max und Moritz, erzählt man sich, er habe zeitweise in einer Mühle gewohnt. Mit den Jahren sei er auf genau der Frequenz taub geworden, auf der das Mahlen des Mühlsteins ein Geräusch erzeugte. Das war im 19. Jahrhundert – ein seltener, früher Fall permanenter Lärmbelästigung. Bevor es Maschinen gab, stellte der Lärmpegel an den meisten Orten der Welt vermutlich kaum ein ernstzunehmendes Problem dar. Die Mühlsteine der heutigen Zeit heißen Fluglärm, Baulärm, Straßenverkehr, und sie mahlen überall. Es ist schwierig, ihnen zu entrinnen. Der Lärm unserer Umgebung, inzwischen auch als „Lärmverschmutzung" bezeichnet, ist zum Zankapfel geworden. Getreu der Definition „Lärm sind die Geräusche der anderen" (Kurt Tucholsky), ziehen die, die sich gestört fühlen, gegen Kneipen und Diskos, spielende Kinder, selbst gegen das Läuten der Kirchenglocken vor Gericht. Seit den 1990er Jahren gibt es zahlreiche Urteile, in denen unter anderem festgelegt wurde, dass Kirchenglocken die Lautstärke von 65 dB(A) nicht überschreiten dürfen. Zum Vergleich: Eine normale Unterhaltung bewegt sich zwischen 50 und 60 dB(A), starker Stadtverkehr trifft bei denen, die am Straßenrand stehen, schon mit rund 80 dB(A) auf die Ohren. Presslufthammer, Musikanlagen in Diskotheken und Konzerte erreichen bis zu 120 dB(A), also fast den doppelten Wert der Lautstärke, mit dem die Kirche ihre Gemeinde zum Gebet rufen darf!

Die Welt ist lauter geworden. Wie ein Haufen lärmender Kinder, die um Aufmerksamkeit ringen, konkurrieren moderne Lärmquellen miteinander und übertönen sich gegenseitig. Doch es handelt sich längst nicht bei allen Geräuschen um überflüssige, lästige Abfallprodukte. Der Sinn des Martinshorns von Feuerwehr und Krankenwagen ist es, schon aus weiter Ferne gehört zu werden. Entsprechend wurde die Lautstärke nach oben angepasst: Mit dem zunehmenden Geräuschpegel der Stadt wurde der

Pegel der Martinshörner auf bis zu 125 dB(A) erhöht. Es stimmt also wirklich: Früher war es leiser! An diesem Wettbewerb beteiligt sich auch die Natur. Die Vögel der Stadt sind lauter geworden. Ihr Gesang dient unter anderem der Kommunikation; um einen Partner zu finden, müssen sie die Geräusche der Umgebung überbieten. Es geht bei ihnen zu wie bei uns: Wer seinen Schnabel nicht weit genug aufreißt, bleibt auf der Strecke.

Doch ist die Besorgnis über die große, vielfältige Geräuschkulisse unseres alltäglichen Lebens berechtigt? Ist sie nicht ein Zeichen unseres Fortschritts, technischer Verbesserungen, sozialer Vernetzung – die Welt ein globales Dorf, in dem es keinen Ort mehr gibt, an dem nicht alles Tag und Nacht in Bewegung ist?

Ohrenbetäubend

Wenn Schall, der sich mithilfe der Luft wellenförmig ausbreitet, auf ein Ohr trifft, so dringt er durch den Gehörgang zum Trommelfell, das er in Schwingung versetzt. Von dort gelangt er über einen komplizierten Übertragungsmechanismus ins Innenohr. Im Innenohr befinden sich 20 000 Sinneszellen, die mit kleinsten Härchen, den Zilien, ausgestattet sind. Indem diese durch den Druck des Schalls gebogen werden, lösen sie Nervenimpulse aus, die dafür verantwortlich sind, dass Informationen über das Gehörte schließlich bis zum Gehirn weitergeleitet werden. Schallwellen treffen mit unterschiedlicher Stärke auf die Zilien. Bei einem Pegel von 120 dB(A) brechen sie nach wenigen Sekunden ab und sind für immer zerstört. Es ist die wortwörtliche Schmerzgrenze und eine der Ursachen für Hörschäden.

Die Folgen von Lärm wurden lange Zeit unterschätzt. Das liegt unter anderem daran, dass zwischen einer geringen Beeinträchtigung des Hörens und vollständiger Taubheit ein langer Prozess liegt. Wir werden zunächst nur auf einzelnen Frequenzen schwerhörig – mitunter fällt uns das gar nicht auf. Dabei kann bereits eine Quietscheente am Ohr eines Säuglings einen irreparablen Schaden verursachen. Denn auch wenn die Schmerzgrenze von 120 dB(A) und mehr nur für kurze Zeit erreicht wird, gehen dabei einige Haarzellen verloren. Anders ist die Wirkung von niedrigeren Pegeln. Der Einfluss von ca. 85 dB(A) kann zu vorübergehenden Beeinträchtigungen führen, von denen das Ohr sich erholt, sobald es wieder Ruhe hat. Allerdings nur dann, wenn es sich nicht um eine permanente Belastung handelt, wie dies bei der Ausübung mancher Berufe der Fall ist, die wegen der Dauer der Belastung zur Lärmschwerhörigkeit führen.

Angriff auf den Körper

Der Lärm wirkt nicht nur auf das Ohr. Eine von der Helmholtz-Gemeinschaft 2007 veröffentlichte Broschüre mit dem Titel „Lärm macht krank" liefert ausführliche Fakten. Stören uns „die anderen" mit Geräuschen im Bereich von mehr als 85 dB(A), so schüttet der Körper vermehrt Adrenalin aus und sendet damit das Signal: Stress. Als Reaktion darauf beginnt das Herz schneller zu schlagen und der Blutdruck steigt. Schon eine ständige Lärmbelastung von mehr als 65 dB(A) am Tag stellt eine große Herausforderung für unser Herz-Kreislauf-System dar – ein Pegel, der vom Straßenverkehr übertroffen wird. Inzwischen gibt es Schätzungen, dass jährlich etwa 4000 Herzinfarkte allein auf den

Lärm des Straßenverkehrs zurückzuführen sein könnten. Auch der Lärm, dem wir im Schlaf ausgesetzt sind, kann eine Ursache von Bluthochdruck und dem Entstehen gravierender Herz-Kreislauferkrankungen sein. Die entscheidende Grenze liegt bei ungefähr 50 db(A) vor dem Schlafzimmerfenster, die auf Dauer nicht überschritten werden sollten.

Am meisten überrascht wohl eine Studie, der zufolge die Häufigkeit von Bronchitis bei Kindern höher ausfällt, wenn sie einer kombinierten Belastung von Abgasen und Verkehrslärm ausgesetzt sind. Fiel die Lärmbelästigung weg, war die Rate von Bronchitis-Fällen bei Kindern niedriger. Schlägt Lärm sogar auf die Atemwege?

Die Welt ist lauter geworden. Es scheint, als würde unsere Gesellschaft langsam, aber sicher schwerhörig. Jeder vierte Jugendliche ist von Hörschäden betroffen, was sich als eine unmittelbare Folge der Erfindung des Walkmans erwiesen hat. Insgesamt gibt es in Deutschland 14 Millionen Hörgeschädigte. Hobbyhandwerker erzeugen an der Heimwerkerbank Pegel bis zu 100 dB(A). MP3-Player sind noch lauter. Und wer, bei einem Kinderfest zum Beispiel, Tröten und andere Kracherzeuger einsetzt, nähert sich damit Werten von bis zu 130 dB(A). Das entspricht einem startenden Düsenjet.

Folgenreich wirkt die Dauergeräuschkulisse auch in den Klassenzimmern unserer Schulen. Beim Hören von Sprache müssen wir nicht nur unwesentliche Geräusche beiseite schieben, sondern zugleich jede Silbe, die von anderen Klängen übertönt oder verschluckt wird, ergänzen. Das fordert enorm viel Aufmerksamkeit. Kinder entwickeln die zum Sprachverständnis nötigen Fähigkeiten des Filterns und Ergänzens jedoch erst allmählich. Wenn viele Hintergrundgeräusche vorhanden sind, verstehen sie Sprache grundsätzlich schlechter als Erwachsene. So konnte in einer Studie nachgewiesen werden, dass Kinder, die in der Nähe großer Flughäfen zur Schule gehen, größere Defizite beim Sprach- und Leseverständnis aufweisen.

Rudern für die Stille

Die Welt ist lauter geworden. Selbst unsere Ozeane sind davon betroffen. Unter Wasser ist es zum Teil lauter als in einer Disko. Der zunehmende Lärm durch Schiffe, militärische Ortungssonare, Ölplattformen oder den Bau von Windparks stört den akustischen Lebensraum der Meeresbewohner. Die deutsche Athletin Janice Jakait hat sich im Dezember 2011 auf eine beeindruckende Mission begeben. In 120 Tagen ruderte sie über den Atlantischen Ozean. 6500 Kilometer ohne Unterbrechung, von der portugiesischen Küste bis zur Karibikinsel Antigua. „Row for Silence" – Rudern für die Stille, heißt ihre Kampagne, mit der sie darauf aufmerksam machen will, dass die akustische Verschmutzung der Meere für deren Bewohner lebensbedrohlich ist. Das gilt nicht nur für Wale, die sich anhand von akustischen Signalen orientieren und deshalb häufig sterben, weil sie, von Fremdgeräuschen in die Irre geführt, von ihrem Kurs abgebracht werden und schließlich stranden. Auch ein Zusammenhang zwischen dem Schrumpfen des Fischbestandes und den Lärmbelastungen unter Wasser ist inzwischen erwiesen.

New York, New York

Das Wort Lärm kommt von Alarm – italienisch *all'arme*: zu den Waffen. Laute Geräusche versetzen den Körper in Kampf- und Fluchtbereitschaft – sie verursachen Stress. Das Bewusstsein dafür, wie sehr Lärm unseren Körper belastet, wird jedoch erst in den letzten Jahrzehnten stärker. Erst seit 2007 gibt es einen Tag gegen Lärm, den weltweiten *International Noise Awareness Day*.

Ein Sinnbild des Großstadtlärms sind die Polizeisirenen von New York. Dort gründete Ernest Henry Peabody, ein Verbrennungstechniker, schon 1935 eine „Liga für weniger Lärm" (League for Less Noise). Er investierte 1500 Dollar in seine Kampagne, für damalige Verhältnisse ein Vermögen. Kurz zuvor hatten einige New Yorker ihren Bürgermeister Fiorello Henry LaGuardia bereits genötigt, sich der Lärmproblematik anzunehmen. Infolgedessen wurden die Hufe der Pferde von Milchwagen und Polizei mit Gummi beschlagen und laute Geräusche wie das Hupen der Autos nach elf Uhr abends verboten. Akustiker stellten fest, dass diese Maßnahmen den Lärmpegel am Times Square, vermutlich einem der lautesten Plätze der Stadt, von 72 auf 68 Dezibel senkten. Heute ist jeder MP3-Player lauter, und auch am Times Square dürften inzwischen deutlich höhere Werte gemessen werden!

Glaubt man der Information einer amerikanischen Nachrichtenseite von 2004, so plante die New Yorker Polizei seinerzeit, Lärm in Form einer Waffe einzusetzen. Angeblich wurde zu diesem Zweck der sogenannte *LRAD* (Long Range Acoustic Device) erfunden – ein Strahl, in dem der Lärm gebündelt und wie ein Laserpointer zielgerichtet auf ein Opfer gelenkt werden kann. Im Irakkrieg soll diese nichttödliche Waffe bereits eingesetzt worden sein – und bei den Attackierten Schwindel und Übelkeit ausgelöst haben. Allerdings heißt es auf der Nachrichtenseite weiter, der Einsatz gegen die eigene Bevölkerung, zum Beispiel gegen unliebsame Demonstranten, werde nicht ernstlich in Betracht gezogen.

New York hat das Thema Lärm offenbar für sich reserviert. Denn auch die Filmkomödie mit dem Titel *Noise* (Lärm), die 2007 in die Kinos kam, stammt aus dieser Stadt. Der Schauspieler Tim Robbins spielt einen Anwalt, der zunächst in wütenden Streifzügen Autos und ihre nervtötenden Alarmanlagen zerstört. Später startet er eine Anti-Lärm-Kampagne gegen die städtische Politik, die er schließlich mit der Unterstützung vieler Mitbürger gewinnt.

Lärm? Lärm!

Die Welt ist lauter geworden. Na und? Lärm rockt doch auch! Was wäre die Geschichte der Rockmusik ohne die Erfindung des elektronischen Verstärkers! Lärm macht taub? Ja, aber er betäubt auch. Ist das nicht der Sinn einer guten Droge? Anders als dem lärmempfindlichen Anwalt aus der Komödie *Noise* ergeht es einem von John Cusack dargestellten New Yorker Journalisten in dem Film *Mitternacht im Garten von Gut und Böse*. Unterwegs für Recherchen in einem Provinznest in Georgia, fällt es ihm abends schwer, angesichts der idyllischen Ruhe einzuschlafen. Er besorgt sich einen Kassettenrekorder, der ihn mit Aufnahmen des New Yorker Verkehrslärms in den Schlaf wiegt. Der Großstadtlärm – aus der Existenz des Städters ist er nicht mehr wegzudenken!

Und schließlich: Was wären unsere Fußballstadien ohne

die Lärmkulisse, die von den Fans ganz ohne die Hilfe
elektronischer Verstärkung erzeugt wird? Die Lautstärke
der englischen Fangesänge bewegt sich zwischen den
115 dB(A) eines Rockkonzerts und den 130 dB(A) eines
startenden Kampfjets. Eine englische Internetseite veröffentlichte im Oktober 2007 ein Ranking, in dem die Fuß-
ballclubs der englischen *Premier League* nach dem Laut-
stärkepegel ihrer Fans gelistet sind:

Lärm-Liga-Tabelle:

1. Sunderland	11. Birmingham City
2. Tottenham Hotspur	12. Arsenal
3. Manchester City	13. Portsmouth
4. Aston Villa	14. Blackburn Rovers
5. Everton	15. Bolton Wanderers
6. Chelsea	16. Liverpool
7. Middlesbrough	17. Manchester United
8. Derby County	18. Wigan Athletic
9. Newcastle United	19. Reading
10. West Ham	20. Fulham

Da ein Pegel von 110 – 115 dB(A) schon nach 15 Minuten
Hörschäden verursacht, empfiehlt die Seite ihren Fans Oh-
renschützer. Mit dem Argument, sie würden ansonsten
bald das Pfeifen des Schiedsrichters nicht mehr hören!
Auch die Länge und Häufigkeit der Fangesänge wurden
verglichen. Hier zeigte der FC Everton das größte Durch-
haltevermögen. Die Pegelwerte wurden bei jedem Spiel in
Schlüsselmomenten gemessen – als die Spieler aus dem
Tunnel kamen, beim Abstoß, bei Toren, zu Beginn der
zweiten Halbzeit und in den letzten fünf Minuten eines jeden Matches. Einer der Beteiligten sagte: „Es ist eine laute
Angelegenheit, das eigene Team zu unterstützen; unsere

Beobachter haben einiges aufs Ohr bekommen. Aber die Macht des Fangesangs ist nicht zu leugnen." Vielleicht ist das der Grund, warum der AFC Sunderland nach nur einer Saison in der zweiten Liga wieder aufgestiegen ist – er steht in der Lärm-Liga-Tabelle an erster Stelle und hat sich seit 2007 in der ersten Liga halten können. In Deutschland hat sich unlängst ein Fan von 1899 Hoffenheim eine kuriose Form der Lärmattacke ausgedacht. Zu Beginn der Saison 2011 beschallte er die Fanblöcke der Gastvereine aus einem heimlich installierten Lautsprecher, um deren Gesänge zu übertönen. Der Mann wird nun vor Gericht gestellt.

EXTREM ANPASSUNGS- FÄHIG

Von Menschen und Fledermäusen

Wie viele Sinne haben wir eigentlich? Merkwürdigerweise kursieren in unserem Sprachgebrauch nur drei Zahlen: fünf, sechs, sieben. Zum einen kennen wir die fünf Sinne, Sehen, Hören, Riechen, Schmecken und Tasten. Zum anderen kennen wir den berühmten sechsten Sinn. Er ist zu Wahrnehmungen fähig, die wir uns biologisch oder physiologisch nicht erklären können: Vorahnungen, die Ausstrahlung von Auren und übersinnliche Phänomene. Und schließlich gibt es den siebten Sinn, bekannt aus einer gleichnamigen Fernsehserie zur Verkehrssicherheit, die der WDR von 1966 bis 2005 ausstrahlte. Wer den siebten Sinn hat, ist besonders schlau und verhält sich im Straßenverkehr vorausschauend und vernünftig.

Aber hat jemand schon einmal gehört, dass vom ersten oder zweiten Sinn die Rede war? Wäre es sinnvoll, zu behaupten, eine Person, die nur eingeschränkt riechen kann, habe ein Problem mit ihrem dritten Sinn? Und wenn jemand nicht alle fünf Sinne beisammen hat – welcher Sinn fehlt ihm dann eigentlich? Offenbar gibt es innerhalb unserer Sinne keine Ordnung, keine Priorisierung. Und, so muss man hinzufügen, inzwischen sind diese Zahlen ohnehin überholt. Denn wir nehmen nicht nur Farben, Geräusche und Gerüche wahr, schmecken und ertasten Stoffliches. Andere Körperempfindungen liefern uns ebenfalls Informationen in Form von Sinneseindrücken: die Wahrnehmung von Temperaturen beispielsweise (Thermorezeption), das Empfinden von Schmerzen (Nozizeption) oder der Gleichgewichtssinn. Auch die körperliche Eigenwahrnehmung (Propriozeption) gilt als Sinn, denn sie informiert uns darüber, an welchem Ort unserer Körperteile sich befinden. So können wir, ohne dafür eigens unter den Tisch schauen zu müssen, angeben, ob unsere Füße parallel nebeneinander stehen oder ob wir die Beine gekreuzt haben.

Doch bedeutet dies wirklich, dass es keinerlei Hierarchie zwischen den verschiedenen Arten unserer Wahrnehmung gibt? Dass wir alle Sinne als gleichwertig betrachten? Wenn wir jemanden nicht mehr regelmäßig treffen, sagen wir: „Aus den Augen, aus dem Sinn" – wir verlieren eine Person „aus den Augen", wenn der Kontakt abbricht, eine Beziehung einschläft. Wenn uns jemand tief verletzt hat, soll er uns „aus den Augen gehen". Dabei könnten wir ihm auch auftragen: „Sprich mich nie wieder an!"

Was wir sehen, ist da, es existiert. Was wir nicht sehen, nicht. Viele Menschen glauben nicht, was sie nur gehört haben. „Das glaube ich erst, wenn ich es gesehen habe" – so die häufige Reaktion auf die Schilderung von Außergewöhnlichem. Höreindrücke sind fragiler: Wie oft sind wir bei Geräuschen unsicher, ob wir wirklich etwas gehört haben. War da jemand an der Tür, oder bilde ich mir das nur ein? Und wieder heißt es, um Gewissheit zu erlangen: „Geh doch mal nachsehen!" Natürlich gibt es Gegenbeispiele; auch die Ohren sind in unserer Alltagssprache von Bedeutung (zum Beispiel sagen wir: „Das Kind hört nicht" – und meinen damit nicht, es sei taub). Dennoch kommt dem Sehen vor allen anderen Sinnen eine übergeordnete Rolle zu. Schon im Altgriechischen hatte *oida* (οἶδα) zwei Bedeutungen: „ich habe gesehen" und „ich weiß", und diese Übereinstimmung zieht sich bis heute durch unsere Sprache. Zum Beispiel ist „etwas einsehen" gleichbedeutend mit „etwas verstehen". „Oh, I see" – sagen die Engländer. Und meinen damit: „Aha, ich verstehe."

Die Welt, auf den Kopf gestellt

Zu den Merkwürdigkeiten des Sehens gehört es, dass die Welt in unseren Augen auf dem Kopf steht. Visuelle Eindrücke entstehen, indem Lichtstrahlen auf unser Sehorgan treffen. Deshalb sehen wir nichts, wenn es dunkel ist. Sobald Licht vorhanden ist, wird es von den Gegenständen reflektiert, seine Strahlen treffen auf die Linse und projizieren das Bild des Gesehenen auf die Netzhaut. Nur steht dieses Bild, wie der Physiker Johannes Kepler schon 1604 herausfand, auf dem Kopf. Das liegt daran, dass die Lichtstrahlen sich in der Linse kreuzen. Das Gehirn korrigiert das Bild auf der Netzhaut wieder, dreht es gewissermaßen um und vermittelt uns die Wahrnehmung des aufrechten Sehens. Diese Entdeckung verblüffte die Forscher, und sie fragten sich jahrhundertelang, was der Grund für die komplizierte Umkehrung der Verhältnisse sein könnte. Würden wir, wenn das Auge die Dinge nicht auf den Kopf stellte, die Welt nicht mehr aufrecht sehen? Fast dreihundert Jahre später beantwortete der amerikanische Psychologe George Stratton (1865–1957) diese Frage, indem er sich einem Versuch unterzog, der ihn zunächst gehörig ins Wanken brachte. Er konstruierte eine Brille, deren Prismen dafür sorgten, dass das Bild umgekehrt wurde. Und zwar so, dass nur oben und unten, nicht aber rechts und links vertauscht waren. Durch die Umkehrbrille kam das Bild auf der Netzhaut gerade an, denn die Linse des Auges stellte es ja noch einmal auf den Kopf. Stratton trug die Brille sieben Tage hintereinander, um herauszufinden, ob sich sein Gehirn an ein „gerades" Sehen gewöhnen würde. In den ersten Tagen konnte er sich nur tastend vorwärtsbewegen und seine eigenen Gliedmaßen nur bei geschlossenen Augen orten – wenn er hinschaute, suchte er seinen Mund beispielsweise über den Augen. Nach der Zeit von sieben Tagen begann sein Gehirn jedoch tatsächlich, sich an das verkehrte Sehen anzupassen. Denn, so weiß man inzwischen, erst das Zusammenspiel verschiedener Sinne führt zu unserer Wahrnehmung des aufrechten Sehens. Nach ungefähr einer Woche wusste Stratton wieder, wo sich seine Arme und Beine befanden, und er konnte sich mit offenen Augen bewegen, ohne auf den Treppenstufen seines Hauses zu stürzen. Das Ergebnis des Experiments ist erstaunlich: Es zeigt, dass unser Gehirn zur Adaption fähig ist – zur Anpassung an die gegebenen Verhältnisse.

Die Anpassung an die Lebensbedingungen ist das Prinzip der Evolution, das Charles Darwin im 19. Jahrhundert entdeckte. Aus der Tierwelt wissen wir, dass die Besonderheiten bestimmter Umgebungen bei einigen Arten zur Ausbildung hochspezialisierter Sinnesorgane geführt haben. Um sich an ihre Lebenswelt anzupassen, entwickelten

Haie und Aale einen Sinn, mit dem sie elektrische Felder wahrnehmen. Indem sie elektrische Signale von anderen Tieren aufnehmen und eigene aussenden, kommunizieren sie untereinander und orientieren sich, besonders bei der Jagd und wenn sie sich verteidigen müssen. Zugvögel hingegen finden ihren Weg auf den Langstreckenflügen von einer Erdhalbkugel zur anderen, indem sie die Magnetfelder der Erde erspüren – sie haben also einen Sinn für magnetische Kräfte. Und die Fledermaus orientiert sich mithilfe der Echo-Ortung im Dunkeln. Da es kein Licht gibt, das die Umgebung sichtbar macht, erschließt sie sich diese mit Hilfe von Schallwellen.

Doch die Evolution ist eine alte Dame, die sich gemächlichen Schrittes vorwärts bewegt. Der Anpassungsprozess an die Lebensbedingungen durch Mutation und Selektion vollzieht sich über Generationen und kann Jahrtausende dauern. Dagegen bewies Strattons Entdeckung nicht nur, dass wir offenbar auch anders sehen könnten, als es unsere Biologie eingerichtet hat. Überraschend ist vor allem die Geschwindigkeit des Lernprozesses, denn sein Gehirn benötigte gerade mal eine Woche, um sich an das verkehrte Sehen zu gewöhnen. Das ist recht kurz im Vergleich zu den 31 Jahren, die der Psychologe zum Zeitpunkt des Versuches zählte, und erst recht im Vergleich zur Entwicklungsgeschichte der Menschheit. Das Experiment mit der Umkehrbrille zeigt, dass unserem Körper eine enorme Lernfähigkeit innewohnt; das Potenzial, Dinge zu tun beziehungsweise zu erlernen, die uns unmöglich erscheinen. Und das gilt offenbar nicht nur für Kinder, sondern auch für Erwachsene, deren Fähigkeiten bereits voll entwickelt sind.

Blinde müssen sich die Welt mithilfe ihrer verbliebenen Sinne erschließen. Dabei entwickeln sie häufig ein überdurchschnittliches Vermögen zu hören, zu riechen und Bewegungen wahrzunehmen. Doch erst seit circa 60 Jahren wird eine Form der Wahrnehmung erforscht, zu der wir offenbar auch fähig sind: Menschen können lernen, die Topographie ihrer Umgebung mit den Ohren zu erfassen. Die Fledermaus, von der wir die Echo-Ortung kennen, ist dazu mit einem hochsensiblen Gehör ausgestattet, das ein Mensch in dieser Form nie erreichen wird. Nach intensivem Training können Blinde sich jedoch immerhin ein recht vollständiges „Bild" von den sie umgebenden Gegenständen machen, und zwar, indem sie – genau wie die Fledermaus – die Informationen von Schallwellen verarbeiten.

Schalleffekte

Kehren wir also noch einmal zu den Eigenschaften von Schallwellen zurück. Wie wir aus dem Kapitel „Extrem still" bereits wissen, sind Schallwellen winzige Druckschwankungen eines schallübertragenden Mediums, und als dieses Medium fungiert meist die Luft. Sobald sie durch das Schwingen einer Schallquelle in Bewegung versetzt wird, hören wir etwas. Die Schallwellen, die sich dabei ausbreiten, stoßen jedoch auf Gegenstände, die diese Wellen zurückwerfen oder in eine andere Richtung lenken. Wer im Theater nur noch Karten für die letzte Reihe bekommen hat, kann diesen Effekt nutzen, um die Schauspieler besser zu verstehen. Dazu hält man sich einfach die flachen Hände wie Segel rechts und links an die Ohren, sodass die Schallwellen nicht am Kopf vorbeigehen, sondern von den Händen aufgehalten werden. Sofort hört man die auf der Bühne gesprochenen Worte um einiges deutlicher. Einen anderen, kuriosen Effekt können die Besucher in einer der größten Kirchen Europas ausprobieren. Die *Whispering Gallery* (Flüstergalerie) ist ein ringförmiger Gang, der sich in der Kuppel der St. Pauls Kathedrale in London befindet. Auf ca. 30 Metern Höhe bewegt sich der Schall hier an der Wand der Kuppel entlang, die einen Durchmesser von 34 Metern hat. Durch die Krümmung der Kuppel entsteht eine unsichtbare Bahn, in die der Schall gelenkt wirkt. Durch diese Bahn gelangt, was auf der einen Seite an der Wand geflüstert wird, auf die gegenüberliegende Seite und ist dort immer noch deutlich zu verstehen – in über 30 Metern Entfernung.

Dasselbe funktioniert auch bei dem Kunstwerk *The Matter of Time* des amerikanischen Künstlers Richard Serra. Es besteht aus ca. 4 Meter hohen, rostroten und bleifarbenen Stahlplatten, die, aufrecht stehend, auf verschiedene Weise in Schlangenlinien oder zu Trichtern gebogen sind. Die rund 40 Tonnen schweren Skulpturen befinden sich im Hauptraum des Guggenheim-Museums in der nordspanischen Stadt Bilbao. Es genügt, die Stahlplatten anzuflüstern oder anzusummen, um auch hier den Effekt der Flüsterbotschaft oder, wo die Platten keinen Trichter bilden, verschiedene Mehrklänge zu erzeugen. Das liegt am Material: Der Stahl reagiert auf gesungene Töne und vervielfacht sie durch seine Resonanz. Dass Serras Skulpturen den Betrachter nicht nur visuell überwältigen, sondern mit ihnen auch ganz ungewöhnliche Klangeffekte erzeugt werden können, fällt jedoch wahrscheinlich nur wenigen auf. Wir sind es eben nicht gewöhnt, Kunst mit den Ohren zu betrachten.

Im Gegensatz zu den Schallwellen, die von einer Quelle ausgesendet werden, entstehen die Echowellen, wenn eine Schallwelle auf einen Gegenstand trifft: Dadurch verändert sich die ursprüngliche Welle in ihrer Länge, ihrer

Form und in der Richtung, in der sie sich ausbreitet. Beim alltäglichen Hören filtern wir diese Echowellen neben allen möglichen anderen Störfaktoren als unwichtige Nebengeräusche heraus – denn uns interessiert ja die Quelle des Schalls: ein Telefon, das klingelt, oder die Worte, denen wir lauschen. Wenn die Echowellen jedoch bewusst wahrgenommen werden, liefern sie uns Informationen über die Größe, die Beschaffenheit und den Ort der Gegenstände, an denen die ursprüngliche Schallwelle sich gestoßen hat.

Mit den Ohren sehen

Davon, dass mit der Echo-Ortung erstaunliche Erfolge zu erzielen sind, geben die zwei „Fledermausmädchen" Julia, 4, und Frida, 5, Beispiel. Steffen Zimmermann, Vater eines der blinden Mädchen, hat mir die Technik der Echo-Ortung in einem Interview erklärt. Um ein Echo zu erzeugen, sendet seine Tochter einen Zungenklick aus, ein hohes Schnalzen, das Schallwellen auslöst und damit die Gegenstände der Umgebung hörbar macht. „Das Gehirn nimmt die Echo-Wellen auf, die durch den Zungenklick ausgelöst wurden – ein fester, harter, scharfer und im Idealfall heller Klick. Und der wird von jedem Gegenstand im Umfeld zurückgeworfen – auf unterschiedliche Art und nach unterschiedlicher Zeit. Die Entfernung spielt eine Rolle; genauso wie die Materialdichte und die Größe des Objekts. All diese Informationen kommen zurück zum Gehirn. Es sind ähnliche Informationen wie die, die das Gehirn durch das Auge bekommt."

Nach zwei oder drei Wochen Übung, so Zimmermann weiter, wird das Echo in jenen Regionen des Gehirns verarbeitet, in denen bei sehenden Menschen visuelle Eindrücke interpretiert werden. Durch das Schnalzen und die Fähigkeit, die Echowellen den Gegenständen zuzuordnen, von denen sie erzeugt wurden, verschaffen sich Blinde einen räumlichen Eindruck von ihrer Umgebung. Diese Form der Orientierung wird Klick-Sonar genannt, wegen des Klickens der Zunge, dessen Schall als Ausgangspunkt dient. Steffen Zimmermann erklärt, wie Blinde sich diese Technik aneignen: „Das ist genau wie bei Säuglingen ein Lernprozess. Auch ein Säugling muss das Sehen lernen, er kann das nicht von Anfang an. Zunächst ist da ein Strudel von visuellen Informationen. Das Lernen des Sehens beginnt durch Begreifen – das heißt, das Kind lernt zu begreifen: ‚Das, was ich da in der Hand habe, ist eine Rassel‘ – und erst dann wird der optische Eindruck dem Begriff ‚Rassel‘ zugewiesen. So ist es beim Klick-Sonar auch. Das Gehirn muss lernen, Klänge, die es als Echo zurückbekommt, mit einer Bedeutung zu versehen. Der Lernende muss, nachdem er geschnalzt und einen Gegenstand ‚gesehen‘ hat, diesen Gegenstand auch begreifen, also anfassen. Wenn man das einem Blinden beibringt, dann arbeitet man mit verschiedenen Gegenständen, Entfernungen, Materialbeschaffenheiten und Positionen. Man fängt mit Dingen an, die einfach zu hören sind – z. B. mit einer Salatschüssel, die in Armeslänge entfernt gehalten wird und deren Öffnung einem zugewandt ist. Das kann jeder ausprobieren: Sie werden sie sofort finden! Das Echo ist durch die Form der Salatschüssel sehr deutlich zu unterscheiden."

Es scheint eine der leichteren Übungen zu sein, eine Salatschüssel zu hören. Bei anderen Dingen wird es schon schwieriger, und es erfordert einige Zeit, bis man die Gegebenheiten eines Raums vollständig erfasst. „Es wird einem Sehenden – wie Ihnen und mir – wahrscheinlich unbegreiflich sein, wie das Gehirn es schafft, Echo von direktem Schall zu trennen. Aber das Gehirn hat es nach Monaten des Trainings irgendwann gelernt. Die ersten Erfolge sind nach ein bis zwei Wochen zu beobachten. In einem Trainings-Workshop finden die Teilnehmer schon nach ein paar Tagen Dinge. Dass sich das Gehirn aber darauf einstellt – und zwar der visuelle Kortex des Gehirns –, das dauert einige Wochen und bedarf zwei Stunden täglicher Übung", erzählt Zimmermann, der inzwischen den Verein „Anderes Sehen" (www.anderes-sehen.de) gegründet hat. Denn in Deutschland vertrauen Blindenverbände bisher noch wenig auf die Möglichkeiten, die das Klick-Sonar als Alternative zum Sehen eröffnet. Und natürlich gibt es Grenzen. „Unter 30 Zentimeter Entfernung ist das Klick-Sonar kaum zu nutzen. Zwischen 30 und 50 Zentimetern fängt es an, je nachdem, mit welcher Frequenz geschnalzt wird. Und es geht auch nicht mit Gegenständen, die kleiner sind als 2,5 Zentimeter – da beginnt eine komplette Unschärfe, eine Unsichtbarkeit."

Innerhalb dieser Grenzen, im Radius dessen, was durch die Echo-Ortung erfasst werden kann, ist das Bild jedoch erstaunlich genau: „Ein Klick sagt mir: Da stehen die Häuser, da ist die Querstraße, da ein Auto, da ein Laternenpfahl. Wenn jemand einem Blinden sagt: Ich wohne in dem Haus mit den vielen Balkonen, dann kann der Blinde dieses Haus per Klick finden", erklärt mir Zimmermann und führt aus: „Stellen Sie sich einfach vor, Sie gehen in einen stockdunklen Keller und lösen einen Fotoblitz aus. Dieses Nachbild reicht für das Gehirn völlig aus, um den gesamten Raum im Bruchteil einer Sekunde gesehen zu haben. Genauso funktioniert das Klick-Sonar auch: Ein einziger Klick genügt. Wenn Sie mehr Informationen benötigen, klicken Sie natürlich öfter – manchmal reicht in einem finsteren Raum ja auch nicht nur ein einziger Blitz. Es kommt darauf an, wie viele Details Sie brauchen."

Das Klick-Sonar ist für blinde Menschen allerdings nur eine Zusatzhilfe, es kann den Blindenstock nicht ersetzen. Denn die Echo-Ortung, so Zimmermann, kann keine Gruben, Löcher oder abfallende Bordsteine erkennen. Doch der Unterschied zum Blindenstock ist beträchtlich: Mit ihm ist es lediglich möglich, die unmittelbare Umgebung abzutasten, Hindernisse in einem engen Radius wahrzunehmen. Mit der Methode des Echohörens können Blinde ihre Umgebung hingegen um vieles genauer erfassen und sich entsprechend bewegen. In den USA gibt es Trainer der Echo-Ortung, die mit den Ohren sehend Bergwanderungen und Mountainbiketouren unternehmen. Dabei findet der Lernprozess auch hier – ähnlich wie beim Sehen mit der Umkehrbrille – in recht kurzer Zeit statt. Das Gehirn lernt, in denselben Regionen, die für visuelle Eindrücke zuständig sind, eine neue Art von Informationen zu verarbeiten. Da ein wichtiger Sinn, das Sehen, ausfällt, passt sich das menschliche Gehirn an und „sieht" mit den Ohren.

EXTREM SCHNELL

Gummipuppen mit Überschallgeschwindigkeit

„Arriba! Arriba! Ándale! Ándale!", ruft Speedy Gonzales, die schnellste Maus von Mexiko, und Sylvester, der Kater, jagt hinterher. Der Name ist Programm: Die kleine Maus ist flink und wendig. Wenn sie eine scharfe Kurve nimmt, wirbeln weiße Staubwölkchen auf. Ein Standardmittel der Comiczeichner, um schnelle Bewegungen sichtbar zu machen. Da Luft eigentlich durchsichtig ist, hat wahrscheinlich noch nie jemand die Luftwirbel gesehen, die entstehen, wenn sich ein Körper mit hoher Geschwindigkeit bewegt.

Gleich hinter Speedy rast – viel weniger wendig – Kater Sylvester um die Kurve. Sein Los ist es, nicht vorhersehen zu können, ob sich die Maus plötzlich nach rechts oder nach links wendet. Bei jeder Biegung gerät sein Körper ins Schleudern: Während Kopf und Rumpf schon halb um die Kurve sind, reißt die Fliehkraft seine Füße zur Seite weg. Die ganze Gestalt des Tieres gerät in gefährliche Schräglage und wird von entgegenwirkenden Kräften mehrere Zentimeter in die Länge gezogen. Auch hier bilden die

Zeichner einen physikalischen Wirkmechanismus ab: Die Zentripetalkraft – von lateinisch „petere": „streben nach" – ist für die Richtungsänderung des Körpers verantwortlich, der sich zuvor geradlinig bewegt hat. Bewegt sich ein Körper in der Kurve, so strebt er zum Zentrum eines imaginären Kreises. Dieser Kraft wirkt jedoch die Trägheit des Körpers entgegen: Die Zentrifugalkraft, auch Fliehkraft genannt, ist eine Trägheitskraft, die bei einer Rotationsbewegung einen trägen Körper vom Zentrum vermeintlich nach außen fortzieht. Beide Kräfte sind dem Betrag nach gleich, wirken aber in entgegengesetzte Richtungen. Je nachdem, wie stabil das Material ist, verformt es sich unter dem Einfluss der Kräfte mehr oder weniger stark. In der Comiczeichnung, die von Übertreibungen lebt, sieht das bei hohem Tempo so aus, als würde der Körper des Katers wie ein Kaugummi gedehnt. Wolf Haas, Autor schwarzhumoriger Krimis, gibt in seinem Formel-1-Roman *Ausgebremst* eine ganz ähnliche Beschreibung vom tödlichen Unfall des Rennfahrers Ayrton Senna – und überzeichnet die wirklichen Verhältnisse auf makabre Weise: „Schon wenige Stunden nach dem Rennen verbreitete sich in Imola das Gerücht, daß Sennas Körper sich in der Sekunde des Anpralls wie eine Gummipuppe von hundertsiebzig Zentimetern auf zwei Meter dreißig ausgedehnt habe und wieder zusammengeschnalzt sei."

Krafttraining im Cockpit

Obwohl Formel-1-Fahrer „nur" bewegungslos in ihren Cockpits zu sitzen scheinen, entstehen bei diesem Sport durch die extremen Geschwindigkeiten der Wagen Flieh- und Trägheitskräfte, denen die durchtrainierten Muskeln der Rennfahrerkörper permanent entgegenwirken müssen. Diese Kräfte sind so stark, dass sie einen Durchschnittssportler in die Bewusstlosigkeit befördern würden. Die Piloten, die diesen Belastungen standhalten, sind auf physische Höchstleistungen getrimmt.

Beim Parcours des Grand-Prix von Bahrain zum Beispiel rasen schon fünf Sekunden nach dem Start 24 Hightech-Wagen mit 750 PS und 260 km/h auf eine 90-Grad-Kurve zu. Binnen ungefähr zwei Sekunden müssen die Fahrer dann von 260 auf 80 km/h herunterbremsen. Millisekunden entscheiden darüber, wer als Erstes wieder aus der Kurve auftaucht. Am Körper des Fahrers zerrt dabei neben der Zentripetalkraft durch die Kurvenfahrt noch eine andere senkrecht dazu: die gegen die Bewegungsrichtung wirkende Bremskraft. Bei solchen Beschleunigungen oder „negativen" Beschleunigungen, also den Bremsvorgängen, ist der Körper einer Belastung ausgesetzt, die als sogenannte g-Kraft in Zahlen angegeben wird: 1 g entspricht der normalen Erdbeschleunigung ($9{,}81$ m/s^2) und damit zugleich der Empfindung unseres normalen Körpergewichts. Höhere Beschleunigungen, wie bei Kurvenfahrten, Bremsvorgängen, Achterbahnfahrten, Raketen- oder Kampfjetflügen, werden durch die Erdbeschleunigung geteilt. Wenn die Kraft, die auf einen Körper wirkt, doppelt so groß ist wie das eigene Körpergewicht, spricht man also von 2 g. Wirkt im Rennwagen eine Kraft von ungefähr 4 g, so ist die Gewichtsbelastung wahnsinnige vier Mal so groß wie das eigene Körpergewicht.

In einem Artikel der Zeitschrift *Focus* über den Stress der Formel-1-Piloten ist zu lesen, wie Nigel Mansell, der zu Beginn der 90er Jahre für den Rennstall Williams fuhr, diesen Vorgang erlebte: „Die Augen traten aus den Höhlen, und das Blut schoß in Arme und Beine und verursachte

Höllenpein. Obendrein lastete bei der Bremsaktion auf Mansells Kopf, mit Helm an sich nur etwa fünf Kilo schwer, das Vierfache des eigentlichen Gewichts – rund 20 Kilogramm." Um die Wirkung der 20 Kilo auszugleichen, muss die Halsmuskulatur eigens trainiert werden. Denn in dieser Situation gilt es, im wahrsten Sinne des Wortes, den Kopf nicht zu verlieren. Doch das ist längst nicht alles. In den harten, ungepolsterten Sitzschalen der Rennwagen, die sich im Vergleich zum normalen PKW nah über dem Boden befinden, werden die Bandscheiben der Fahrer als Stoßdämpfer missbraucht. In den gut 90 Minuten einer Grand-Prix-Renndistanz sind sie unaufhörlich massiven Schlägen ausgesetzt. Außerdem kommt es bei den gefährlichen Positionsmanövern zu Pulsfrequenzen von bis zu 220 Schlägen pro Minute. Auch Atemnot und manchmal sogar Herzrhythmusstörungen treten auf – wegen der Enge des Cockpits klemmen sich die Fahrer in manchen Kurven die Lungen ein, noch dazu herrschen auf den Strecken in den besonders heißen Gegenden Südafrikas oder Brasiliens bis zu 70 Grad Celsius im Cockpit.

Ein, nun ja, pikantes Detail plauderte der mehrfache Grand-Prix-Sieger David Coulthard gegenüber einer britischen Boulevardzeitung aus: „Es wirken im Rennauto physische Kräfte auf den Körper. Manche Fahrer machen sich dabei in die Hose, manche nicht. Ich musste es auch einmal in einem Rennen laufen lassen." Kein Wunder, dass die Helden, siegreich oder nicht, nach Erreichen des Ziels nahezu besinnungslos von Helfern aus dem Wagen gezogen und bei ihren ersten Schritten gestützt werden müssen.

Mit Überschallgeschwindigkeit

Die unscheinbare Zahl von 4 g erfordert eine physische Konstitution, für die Michael Schumacher seinem Körper 300 Liegestütze am Tag abringt – und das ist sicher nur ein geringer Teil seines Trainingsprogramms. Denn die kleine Zahl hat es in sich: Auf einen 80 Kilogramm schweren Menschen wirkt bei 4 g bereits ein Gewicht von 320 Kilogramm. Bei 6 g wären es fast 500 Kilogramm. Und mit Kräften von bis zu 4 g, die noch dazu in unterschiedliche Richtungen wirken, ringen die Fahrer der Formel 1 über eine Wettkampfdauer von 90 Minuten!

Eine ähnlich extreme Belastung kennen vielleicht nur Kampfjetpiloten. Darüber konnte ich mich mit Oberst Karsten Stoye, Kommodore des Aufklärungsgeschwaders der Bundeswehr, unterhalten, der bis vor kurzem noch in Afghanistan stationiert war. Ich erzählte ihm, dass ich selbst bei Stefan Raabs Wok-WM mitfahren durfte: Eingezwängt ins Kochgeschirr den Eiskanal hinunterbrettern und dabei in den Kurven bis zu 3 g ausgesetzt zu sein – das war eine extreme Erfahrung, die mich geradezu betäubte: Ich hatte das Gefühl, eigentlich keine Entscheidungen mehr treffen zu können. Im Cockpit eines Kampfjets wäre das natürlich fatal. Deshalb fragte ich den Oberst: Wie können Sie die Konzentration bewahren?

„Indem ich mich auf die Dinge fokussiere, die ich zu tun habe. Außerdem spanne ich alle Muskeln an – Bauch, Beine, Arme – und führe eine sogenannte Pressatmung durch, damit das Blut nicht nach unten sackt. Das wird noch unterstützt durch die sogenannte Anti-g-Hose, die wir Piloten tragen. Sie bläst sich auf und drückt zusätzlich auf die entsprechende Muskulatur und auf die Adern – damit das Blut im Kopf bleibt. Denn die größte Gefahr ist, dass man nichts mehr sehen kann, also einen Blackout bekommt: die Ursache für viele Abstürze."

Tatsächlich beginnt bei Kräften ab 5 g oder mehr das Blut durch die Beschleunigung in die Beine abzusacken, und irgendwann wird das Gehirn nicht mehr ausreichend mit Sauerstoff versorgt. Wenn das zu lange dauert, kommt es zur Bewusstlosigkeit, die so lange anhält, bis die Blut- und Sauerstoffzufuhr wieder gewährleistet ist. Deshalb meine nächste Frage an den Kommodore: Wenn Sie zum Beispiel bei 6 g nicht „pressen" würden, was genau würde mit Ihrem Körper passieren?

„Als Erstes würde das Farbsehen ausfallen. Die Zapfen, die im Auge dafür zuständig sind, versagen den Dienst. Dann arbeiten nur noch die Stäbchen und man sieht alles in Schwarzweiß. Das ist der erste Indikator dafür, dass es gefährlich wird. Als Zweites käme der Tunnelblick, der einen Verlust des peripheren Sehens bedeutet. Man blickt dann wie durch einen Tunnel. Und wenn ich diesen Tunnelblick habe, dann muss ich sofort aus der Kurve gehen – das ist schon höchste Anspannung in dem Moment. Denn auf den Tunnelblick folgt sofort ein Blackout!"

Eine unheimliche Vorstellung, wie schnell das Gehirn des Jetpiloten nicht mehr ausreichend mit Sauerstoff versorgt wird und es zur Verminderung des farblichen Sehens und zum Tunnelblick kommt. Denn nicht nur das Gehirn, auch die Netzhaut ist irgendwann nicht mehr ausreichend durchblutet. Ein Phänomen, das in der Flugmedizin als *Greyout* bezeichnet wird. Der darauffolgende Blackout schließlich kann in einem Kampfjet schnell lebensgefährlich werden, weiß Oberst Stoye:

„Dann ist man etwa 15 Sekunden lang weg. Man denkt, man lebt noch. Aber man sieht nichts mehr, man kann nichts mehr wahrnehmen. Und es dauert 15 Sekunden, bis das Blut sich wieder stabilisiert hat. Und 15 Sekunden sind bei der enormen Geschwindigkeit im Kampfjet eine lange Zeit."

Greyout und Blackout können durch die richtige Pressatmung hinausgezögert werden, und wenn die Beschleunigung nachlässt, erholt sich der Körper innerhalb weniger Sekunden. Aber woher weiß man eigentlich, wo die persönliche Grenze liegt?

„Während meiner Ausbildung bin ich schon mal – unter Aufsicht meines Fluglehrers – an diese Grenze herangegangen, um mich selbst auszutesten, als eine Art Lebensversicherung."

In einer solchen Extremsituation einen kühlen Kopf zu bewahren, ist für uns normale Menschen fast unvorstellbar. Kann man sich mental darauf vorbereiten?

„Es ist sehr wichtig, dass man sich vor einem Flug ‚geprimed' hat. Das heißt: Man muss sich im Vorfeld klarmachen, wie man sich im Notfall verhält, alles durchdacht haben, noch bevor man in ein Flugzeug steigt. Ich sage immer: Man muss gedanklich zehn bis 15 Sekunden *vor* dem Flugzeug sein. Wenn man *mit* dem Flugzeug fliegt, ist es unter Umständen schon zu spät…"

… und im äußersten Notfall kommt dann der berühmtberüchtigte Schleudersitz zum Einsatz, der das Leben des Piloten rettet. Gibt es Übungen oder Simulationen, mit denen man den Not-Ausstieg trainiert?

„Es gibt zwar eine Schleudersitz-Simulation, mit der kann man allerdings nur das Verfahren einüben. Das bildet also nicht die tatsächliche Schleudersitzautomatik ab – das könnte man auch gar nicht. Denn wenn man aus einem Schleudersitz geschossen wird, dann erlebt man für einen kurzen Augenblick das 21-Fache seiner Gewichtskraft…

und das ist gefährlich nah an der Bruchlast der Wirbelsäule. Ein ziemlicher Schlag auf den Körper und eine extreme Belastung für die Bandscheiben. Man ist nach einem
Schleudersitz-Ausstieg in der Regel zwei bis drei Zentimeter kleiner."

Wir schrumpfen also durch das Schleudern. Haben Sie
das schon selbst erlebt?

„Nein, ich nicht. Aber ich kenne Leute, die sich rausge-
schossen haben. Sie waren so lange kleiner, bis sich die
Bandscheiben wieder regeneriert hatten. Das ist wirklich
eine extreme Belastung – deshalb sollte man den Schleudersitz auch nicht üben."

Schneller als der Schall

Zurück zu den g-Kräften, die im Inneren eines Cockpits wal-
ten und die Oberst Stoye so eindrücklich beschreibt. Als
Passagiere großer Fluglinien können wir ihre Wucht bei
Start und Landung allenfalls erahnen, wenn wir mit einem
Gewicht in die Sitze gedrückt werden, das mindestens zehn
Prozent über unserem Körpergewicht liegt – im Höchstfall,
wenn das Flugzeug besonders schnell steigt, kann es sogar
das Doppelte des eigenen Gewichts sein. Bei den extremen Beschleunigungs- und Wendemanövern der Tornado-
Kampfjets jedoch werden für sehr kurze Zeit Werte von bis
zu 8 g erreicht. Übrigens herrschen in der Luft generell andere Maßstäbe als auf dem Boden, weil zum einen der Rei-
bungswiderstand wegfällt, zum anderen weil Flugkörper
auf einen geringen Luftwiderstand getrimmt werden. In der
Luft sind daher viel größere Geschwindigkeiten möglich:
Bei Tornado-Kampfjets liegt das Maximum bei Mach 2,2.
Diese Einheit entspricht dem Verhältnis der Fluggeschwin-

digkeit zur Schallgeschwindigkeit. Die Schallmauer wird bereits bei einem Wert von Mach 1 durchbrochen. Eine Mach-Zahl von 2,2 bedeutet also das mehr als Zweifache der Schallgeschwindigkeit. Letztere wiederum schwankt. Da Schall aus Wellen besteht, die sich durch ein Trägermedium ausbreiten, hängt seine Geschwindigkeit auch von der Dichte dieses Trägermediums ab. Nun ist die Luft in 10 000 Metern Höhe wesentlich dünner als etwa über dem Meeresspiegel – und damit verändert sich auch die Geschwindigkeit, mit der sich die Schallwellen ausbreiten können. Bei Temperaturen von – 50 ° Celsius in 10 000 Metern Höhe beträgt sie etwas über 1000 Kilometer pro Stunde; bei 20 ° Celsius über dem Meeresspiegel sind es mehr als 1200 Kilometer pro Stunde. Fliegt ein Tornado auf über 10 Kilometern Höhe mit Mach 2,2, ist er demnach gut 2200 km/h schnell.

Viel höher können Tornados nicht fliegen, sie erreichen maximal 11 Kilometer – darin unterscheiden sie sich nicht sehr von den großen Maschinen der Firmen Airbus oder Boeing, die ihre Langstreckenflüge auf einer Höhe von zehn bis 15 Kilometern absolvieren. Da die Luft hier sehr dünn wird, braucht man zum Atmen zusätzlich komprimierte Luft, die entweder aus Kompressoren in den Turbinen kommt oder aber aus Sauerstoffmasken. Auch dazu habe ich den Kommodore näher befragt: In unserer normalen Atemluft sind 21 Prozent Sauerstoff enthalten, wie viel bekommen Sie durch Ihre Maske?

„Das kann ich wählen. Zwischen normaler Atemluft und zwischen 100 Prozent Sauerstoff. Je höher ich fliege, desto mehr wird die Luft mit Sauerstoff angereichert. Aber ich kann mir auch selbst 100 Prozent geben, wenn ich das Gefühl habe, dass ich mehr Sauerstoff brauche…“

… das heißt: Es gibt Phasen, in denen Sie sich nicht komplett klar im Kopf fühlen?

„Der Tornado ist ja eigentlich für den extremen Tiefflug konzipiert. In unserem Tieffluggebiet in Kanada sind wir häufig in einer Höhe von gerade mal 30 Metern geflogen – mit knapp 1000 Kilometern pro Stunde. Und wenn Sie das eine Stunde lang machen, das ist schon wahnsinnig anstrengend – vor allem im Sommer, wenn es dort 30 oder 40 Grad heiß ist und im Cockpit Temperaturen von bis zu 60 Grad herrschen. Wenn ich dann merke, dass ich schwächer werde, kann ich mir 100 Prozent Sauerstoff geben. Damit geht es besser – der Sauerstoff wirkt sofort."

Wer sich in hochmodernen Flugzeugen oder Rennwagen mit Höchstgeschwindigkeiten bewegt, führt also einen Kampf mit unsichtbaren Zentripetal-, Zentrifugal- und anderen Kräften. Eine extreme sportliche Leistung, die die Piloten an ihre körperlichen Grenzen bringt. Überschreiten sie diese Grenze, lässt das Orientierungsvermögen nach, bis schließlich Bewusstlosigkeit eintritt. Und es ist allein die Physik der Geschwindigkeit, die an diese lebensgefährliche Grenze führt, noch ehe ein Auto in eine Bande rast oder ein Flugzeug abstürzt.

Von diesen Gefahren im Inneren des Cockpits erzählt zumindest am Rande auch der Filmklassiker *Top Gun* (wer von Ihnen hat während der letzten Seiten noch nicht an ihn gedacht?). In einer Szene zu Beginn erlebt Lieutenant Bill „Cougar" Cortell (John Stockwell) während eines Fluges eine Panikattacke. Die körperlichen Symptome legen ihn derart lahm, dass er keinen Befehl mehr ausführen kann und nicht mehr zum Flugzeugträger zurückfindet. Es ist die Chance für seinen Kollegen Maverick (Tom Cruise), seine edle Haltung durch die Rettung des Freundes unter Beweis zu stellen. Nun werden Panikattacken mit ihren Symptomen Herzrasen, Schweißausbrüche, Zittern, Schwindel und Atemnot eigentlich nicht von Fliehkräften hervorgerufen. Insofern würde uns jeder echte Pilot sagen, dass die filmische Panikattacke von Lieutenant Cougar der Kampfjet-Realität nur zum Teil entspricht. Aber natürlich faszinieren uns solche Filme nicht wegen ihrer medizinischen Genauigkeit. In *Top Gun* besteht der Reiz des Pilotendaseins im Heldenmut der Protagonisten, die sich mit hochtechnisierten Kampfmaschinen in waghalsige Manöver begeben, um den Feind abzuwehren und damit ihr Vaterland zu schützen. Der Lohn für diesen Heldenmut bleibt nicht aus. Auf *Top Gun* angesprochen, sagt Karsten Stoye mit einem Augenzwinkern: „Man hat als Jet-Pilot schon einen größeren Stein im Brett bei den Frauen…"

EXTREM LANGSAM

Gehirn & Zeit: Wenn sich Sekunden wie Stunden anfühlen

Es sind wenige Sekunden, manchmal nur Bruchteile von Sekunden. Und doch scheinen sie eine Ewigkeit anzudauern. Immer wieder berichten Menschen nach einer besonderen Gefahr, etwa nach einem Unfall, dass sie das Geschehene extrem verlangsamt, quasi in Zeitlupe erlebten. Natürlich ist diese Empfindung trügerisch. Die Zeit selbst hat kein Tempo. Sie fließt formlos dahin und wurde erst mit der Erfindung der Uhr messbar; erst die Uhr gießt die Zeit in eine greifbare Struktur aus Stunden, Minuten und Sekunden. Eine Struktur, die viel detaillierter ist als der Rhythmus der Jahreszeiten, des Umlaufs von Sonne und Mond und des Wechsels von Tag und Nacht. Das Raster der Uhren ist absolut unbeweglich, anders als beim Film ist der Mechanismus der Zeitlupe hier nicht vorgesehen. Die schockierende Geschwindigkeit von todesgefährlichen Ereignissen ist nicht zu bremsen: der Fall von einem Hausdach, das Aufeinanderprallen von zwei Autos, der Sturz über den Fahrradlenker – all das geht rasend schnell.

David Eagleman stürzte im Alter von acht Jahren vom Dach eines Hauses. Ein Unfall, den er auf wundersame Weise unbeschadet überstand. Aber das Gefühl, den Fall in Slow-Motion erlebt zu haben, hat ihn seither nicht mehr losgelassen. Er studierte Neurobiologie und begann in den 1990er Jahren, das Zeitbewusstsein zu erforschen. Um dem Effekt der verlangsamten Wahrnehmung in Gefahrensituationen auf die Spur zu kommen, führte er ein abenteuerliches Experiment durch. In einem Stahlturm stürzten sich Versuchspersonen von einer Plattform 50 Meter in die Tiefe, und zwar mit dem Rücken zuerst. Im freien Fall erreichten sie eine Geschwindigkeit von mehr als 110 km/h, ehe sie ähnlich wie beim Bungee-Jumping kurz über dem Boden von einem Netz abgefangen wurden. Eagleman wollte wissen, ob die Zeit auch für seine Kandidaten langsamer vergeht. Deshalb stattete er sie mit einer Uhr aus, die so schnell lief, dass der normale Betrachter die Ziffern gerade nicht mehr lesen konnte. Würde die Zeit sich im schrecklichen Moment des Fallens verzögern, so Eaglemans Annahme, müssten die Versuchspersonen die Ziffern der Uhr ablesen können. Zu seiner Enttäuschung stellte sich heraus, dass die Gefahrenzeitlupe, von der so viele Unfallopfer berichten, nicht durch objektive Messungen nachgewiesen werden kann. Keine der Versuchspersonen war in der Lage, die Uhr zu lesen.

Dennoch – wo viele Menschen immer wieder dasselbe Erlebnis schildern, kann es sich da um ein Hirngespinst handeln? Vielleicht ist unsere Zeitwahrnehmung genau das: ein Hirngespinst. Etwas, das von unserem Hirn gesponnen wird, ein Gedankenkonstrukt, das mit der äußeren Wirklichkeit nur wenig übereinstimmt. Wir alle kennen dieses Phänomen: Die 45 Minuten einer Schulstunde dauern gefühlt doppelt so lange wie die 90 Minuten eines guten Actionfilms. Das hat mit der Realität, die unsere Uhren anzeigen, nun wirklich nicht viel zu tun. Langweilen wir uns zu Tode, ist es die Zeit, die an unseren Nerven zerrt. Das Ticken des Sekundenzeigers wird zur Folter. Andererseits ist es mit der Zeit ein bisschen wie mit dem Geld: Je weniger wir davon haben, desto schneller zerrinnt sie uns zwischen den Fingern.

Unser Zeitgefühl scheint launisch und nicht besonders zuverlässig zu sein. Doch es kommt noch besser. Die Erinnerung nämlich verzerrt das Zeitempfinden in entgegengesetzter Richtung: Je weniger ereignisreich die Stunden und Tage ablaufen, desto kürzer erscheint uns diese Vergangenheit in der Rückschau. Die langen Tage, an denen wir gelangweilt vorm Fernseher saßen – im Nachhinein sind sie wie im Fluge an uns vorbeigerauscht. Alte Menschen haben dieses Empfinden, dass die Jahre immer schneller vergehen, gerade weil ihr Alltag immer eintöniger wird. Wenn wir dagegen besonders viel erleben, dehnt sich die Zeit in der Erinnerung aus. Nach zwei Tagen im Urlaub, an denen wir halb Paris durchquert und den Eiffelturm bestiegen haben, fühlt es sich so an, als seien wir schon eine Woche unterwegs.

Tickt es in uns?

Die Kapriolen, die unser Zeitbewusstsein schlägt, haben – schon lange vor Eagleman – Forscher in ihren Bann gezogen. Seit gut 100 Jahren versuchen Neurowissenschaftler, eine Uhr in unserem Körper zu lokalisieren. Sie suchen nach biochemischen und neuronalen Prozessen, die für unser Zeitempfinden verantwortlich sein könnten. Schon in den 1930er Jahren stellte der Physiologe Hudson Hoag-

land mit seiner kranken Frau Experimente über die Zeitwahrnehmung an: Während ihr Fieber stieg, bat er sie, ihre
innere Zeit zu messen. Für sie schien die Zeit mit anstei-
gender Temperatur immer schneller zu gehen; wenn sie
glaubte, 60 Sekunden seien um, waren es tatsächlich erst
37 Sekunden. Hoagland vermutete damals, dass es sich
beim Zeitempfinden um einen chemischen Prozess handelt, der an den Stoffwechsel gebunden ist. Erhöht sich die
Körpertemperatur, verändern sich auch die Stoffwechsel-
prozesse – so seine Annahme.

Neuere Studien legen nahe, dass es im Körper eine ein-
zige, zentrale Uhr nicht gibt. Man nimmt an, dass stattdessen verschiedene Instanzen an unserer Wahrnehmung von Zeit beteiligt sind. Zum einen haben wir ein
Zeitempfinden, das an die Muskelbewegungen gebunden
ist. Hier können wir Bewegungsabläufe im Bereich von
Sekunden und Minuten koordinieren – etwa wenn wir die
Geschwindigkeit eines heranfliegenden Balls richtig einschätzen und in Sekundenschnelle eine komplexe und
hochdifferenzierte Bewegung ausführen, um denselben
Ball wenig später elegant in ein Tor zu bugsieren. Hirnforscher fanden in einem Teil des Gehirns, dem Kleinhirn,
Bereiche mit Nervenzellen, die an diesen Vorgängen beteiligt sind. Sind diese Bereiche beschädigt, so haben Be-
troffene Probleme mit der Koordination feinmotorischer
Bewegungen. Dass es jedoch nicht allein diese Nervenre-
gion im Kleinhirn ist, die unser Zeitbewusstsein bestimmt,
wird daraus ersichtlich, dass andere Funktionen der Zeitwahrnehmung bei Schädigungen dieser Region intakt
bleiben.

Darüber, wie andere Zeitfunktionen gesteuert werden,
etwa das Erinnerungsvermögen, das Kurz- und Langzeitgedächtnis, gibt es unter den Wissenschaftlern unterschied-

liche Auffassungen. Der Psychologe John Gibbon entwickelte in den 1970er Jahren ein Modell von „Schrittmacher"-Neuronen: Er vermutete besondere Nervenzellen im Gehirn, die einen permanenten Puls von Neurotransmittern auslösen. Neurotransmitter sind Botenstoffe, die Informationen zwischen den Nervenzellen transportieren. Gibbon stellte sich vor, dass solche „Zeitbotenstoffe" von den Nervenzellen in einem regelmäßigen Puls abgefeuert werden – ähnlich dem Ticken einer Uhr. Andere, wie der Neurologe Warren Meck, nehmen an, dass verschiedene Gruppen von Neuronen in unterschiedlichen Frequenzen oszillieren. Das würde bedeuten, dass einzelne Neuronengruppen, indem sie verschiedene Takte angeben, für die Wahrnehmung verschiedener Zeitabschnitte verantwortlich sind.

Die innere Uhr

Feinmotorische Bewegungen, Erinnerung, Kurz- und Langzeitgedächtnis: All dies sind Funktionen, die an ganz unterschiedliche Zeitmaße gebunden sind. Bei Bewegungen gilt es, Abläufe im Millisekundenbereich zu koordinieren; Erinnerungen können sich hingegen Jahrzehnte in die Vergangenheit erstrecken. Die Grundstruktur jeglicher Zeitmessung ist uns indessen durch die Natur vorgegeben. Der durch unser Sonnensystem bedingte Zyklus der Jahreszeiten mit seinem Wechsel von Tag und Nacht ist den Menschen seit Jahrtausenden bekannt. Dieser Struktur entspricht unsere innere Uhr. Biologen bezeichnen sie im Fachjargon als „circadianen Rhythmus". „Circa" ist lateinisch und bedeutet „ungefähr", und „dies" ist der Tag – denn das Maß für diesen Rhythmus ist die ungefähre

Länge eines Tages. Gemeint sind biochemische Vorgänge, mit denen der Körper sich an die Gegebenheiten von Tag und Nacht anpasst. Es geschieht vornehmlich im sogenannten Nucleus suprachiasmaticus (SCN): in zwei Nervenzellhaufen, die sich im Gehirn oberhalb der Kreuzung des Sehnervs befinden, ca. zwei Zentimeter hinter den Augen. Sie steuern die mit unserem Biorhythmus verbundenen Vorgänge wie den Schlaf-Wach-Rhythmus und die damit einhergehenden Schwankungen unserer Körpertemperatur und des Hormonhaushalts. Außerdem ist die Epiphyse, auch Zirbeldrüse genannt, an der Steuerung der inneren Uhr beteiligt. Sie befindet sich im Zwischenhirn und schüttet in einem 24-Stunden-Rhythmus Melatonin aus, ein Hormon, das wir benötigen, um schlafen zu können. Angeregt wird die Abgabe des Melatonins über das Auge, und zwar dann, wenn es dunkel ist. Der Einfall von Licht stoppt die Ausschüttung von Melatonin und kann deshalb unseren Schlaf empfindlich stören. Wie sehr unsere innere Uhr in der Tat auch vom Faktor Licht abhängt, wurde unlängst in einer Studie deutlich: Da die Sonne im äußeren Osten Deutschlands eine halbe Stunde früher aufgeht als im tiefen Westen, stehen die Menschen dort im Schnitt eine halbe Stunde früher auf.

Davon abgesehen ist die innere Uhr bei jedem Menschen individuell justiert. Der sogenannte Chronotyp wird von den Genen bestimmt – es ist also nicht etwa eine Frage der Gewöhnung, sondern biologisch festgelegt, wie die biologischen und physiologischen Prozesse im Wach-Schlaf-Zyklus einer Person ausfallen. Diese Erkenntnis hat für das Zusammenleben in unserer Gesellschaft weitreichende Folgen. Schon in der Schule sind Kinder benachteiligt, die der Stundenplan zwingt, entgegen ihrem natürlichen Biorhythmus früh aufzustehen. Davon ist mehr als die Hälfte unserer Bevölkerung betroffen. Diese Ungerechtigkeit setzt sich im Berufsleben fort. Menschen, deren Arbeitszeiten der inneren Biouhr zuwiderlaufen, befinden sich im sogenannten „sozialen Jetlag" mit entsprechenden Folgen für die Gesundheit. Sie führen einen ständigen Kampf gegen ihren Körper, sind müde, wenn ihnen Konzentration und Leistung abverlangt werden, und hellwach in den Stunden, die sie für den zur Regeneration notwendigen Schlaf nutzen sollten. Inzwischen haben Chronobiologen herausgefunden, dass diese Personen erheblich häufiger zu Kaffee, Nikotin und Alkohol greifen. Das einzig wirksame Mittel gegen die Symptome des sozialen Jetlags bestünde jedoch darin, den Lebensrhythmus zu ändern. Denn inzwischen herrscht die Lehrmeinung vor, dass die innere Uhr nahezu unbeeinflussbar ist – Lerchen und Eulen lassen sich nicht umerziehen!

Hirngespinste

Während die Mechanik der inneren Uhr in Form des circadianen Rhythmus inzwischen recht gut beschrieben ist, können Hirnforscher nach wie vor wenig darüber sagen, wie unser Zeitempfinden im Detail zustande kommt. Eine Erkenntnis ihrer Untersuchungen über den Zeitsinn lautet, dass es ihn nicht gibt: Anders als die meisten Sinne, denen visuelle, akustische und andere Reizen eindeutig zugeordnet werden können, gibt es offensichtlich kein Organ, das für das Zeitempfinden verantwortlich ist. Manche Wissenschaftler halten unsere Zeitwahrnehmung deshalb tatsächlich für „Hirngespinste": Wir konstruieren das Zeitbewusstsein, indem wir Eindrücke, die auf uns einströmen, aneinanderreihen und ordnen – Vorgänge, an denen in erster Linie unsere Wahrnehmung, unsere Aufmerksamkeit und das Gedächtnis beteiligt sind.

Zunächst besteht die Aufgabe für das Gehirn darin, die unterschiedlichen Informationen, die unsere Sinne liefern, zu einem einheitlichen Eindruck zu synchronisieren. Wenn wir etwas essen oder einem Ballspiel zusehen, nehmen wir alle damit verbundenen Eindrücke gleichzeitig wahr. Die zugrunde liegenden Daten erreichen uns jedoch mit unterschiedlichen Geschwindigkeiten: Schall ist langsamer als Licht, und bis wir Aromen, Geschmäcke und Gerüche wahrnehmen, dauert es noch länger. Ihre Synchronisierung bewerkstelligt das Gehirn auf verschiedenen Ebenen. Zum einen kann es akustische Signale vierzig Millisekunden schneller verarbeiten als visuelle. Damit wird die niedrigere Geschwindigkeit des Schalls gegenüber dem Licht teilweise ausgeglichen. Wichtiger aber ist, dass das Gehirn in einem bestimmten, kurzen Zeitfenster alle ungleichzeitig eintreffenden Daten zu einheitlichen Eindrücken verbindet. In diesen Momenten, die das Gehirn zur Synthese der Daten braucht, wird die Zeit gewissermaßen angehalten: Sind die unterschiedlich schnell ankommenden Daten verbunden, treten wir in das nächste Zeitfenster ein, und so entsteht unser kontinuierliches Zeitempfinden aus der Aneinanderreihung solcher Zeitfenster.

In zahlreichen Experimenten über die Wahrnehmung haben Physiologen herausgefunden, dass die Sinnesschwelle für diese Fenster bei 30 Millisekunden liegt: „Alle Ereignisse in diesem Intervall erscheinen dem bewusst Wahrnehmenden als gleichzeitig; er kann kein Vorher und Nachher darin ausmachen", berichtet der Hirnforscher Ernst Pöppel in einem Gespräch, das 2007 in der Zeitschrift *Gehirn & Geist* erschien. Auf der nächsten Ebene unseres Bewusstseins werden die 30-Millisekunden-Fenster zu einer drei Sekunden dauernden Gegenwart verbunden: Nach etwa drei Sekunden ändern sich die Eindrücke, die jeweils in unserem Bewusstsein unmittelbar präsent sind. Die Grundlage unseres Zeitempfindens ist also biologisch bedingt: Es sind neuronale und biochemische Vorgänge im Gehirn, die innerhalb von 30 Millisekunden Sinnesdaten miteinander verbinden. Diese Fenster werden dann zu Aufmerksamkeitsspannen von drei Sekunden aneinandergereiht.

Die Aufmerksamkeit mit ihrer Drei-Sekunden-Struktur bildet die Basis unseres Zeitempfindens. Unser Erleben, unser Erinnern und unsere Vorstellungen über größere Zeiträume hinweg entstehen jedoch erst, indem wir die wahrgenommenen Eindrücke und Ereignisse sortieren, ordnen und bewerten und indem wir den zeitlichen Rahmen auf diese Weise mit Bedeutung füllen. Diese Vorgänge können von der Philosophie, der Literatur, den Künsten und den Wissenschaften in vielfältiger Weise beschrieben werden. Sie sind jedoch – bisher jedenfalls – nicht biologisch erklärbar.

EXTREM VERLIEBT

Amors Götterbotenstoff oder Warum Männer wie Präriewühlmäuse ticken

Er liebt seinen Alltag. Hat ihn immer geliebt. Den Moment, wenn er morgens der Frau und den Kindern einen Kuss auf die Wange drückt und aus dem Haus geht, die frische Luft vor der Tür des behaglichen Familienheims einatmet und seine Gedanken langsam auf den vor ihm liegenden Arbeitstag richtet. Die Arbeit tut ihm gut, die doppelte Verantwortung im Job und gegenüber der Familie erfüllt ihn mit Stolz und Selbstbewusstsein. Der Leistungsdruck ist hoch, die Konkurrenz schläft nicht. Ab und zu entspannt er sich in der Mittagspause durch den einen oder anderen Seitensprung mit einer der Kolleginnen – sein Leben ist erfüllt und abwechslungsreich, auch in sexueller Hinsicht.

Eines Abends findet er bei seiner Rückkehr nach Hause einen Zettel vor: „Schatz, ich reiche die Scheidung ein. Du warst nicht treu, ich habe einen gefunden, der verspricht, es zu sein, und bin heute mit den Kindern zu ihm gezogen." Der Schock trifft ihn völlig unerwartet. In den folgenden Wochen ist er nicht mehr derselbe; sein Leben ist aus den Fugen geraten. Sein Schwung, sein Elan, seine Motivation sind einer Depression gewichen. Er lässt sich hängen.

Dies ist, sehr verkürzt, die Geschichte von Donald Draper, der Hauptperson in der amerikanischen Fernsehserie *Mad Men*: Draper ist ein erfolgreicher Werbetexter, der viel verdient; im Einfamilienhaus eines idyllischen New Yorker Vororts warten jeden Abend eine bildhübsche Frau und zwei Kinder auf ihn, und dank seines guten Aussehens und seines Gehalts kann er sich neben Job und Familie zahlreiche Affären leisten. Als seine Frau dahinterkommt und ihn am Ende der dritten Staffel verlässt, geht es mit ihm bergab. Er bezieht eine Single-Wohnung in der Stadt, doch seine kurzen Affären können die Tristesse nach seiner gescheiterten Ehe kaum verdrängen, und er ertränkt seine Einsamkeit im Alkohol.

Ebenfalls verkürzt und im übertragenen Sinne, ist dies außerdem die Geschichte einer männlichen Präriewühlmaus. Es handelt sich hierbei um ein Nagetier, das in jüngster Zeit unter der verstärkten Beobachtung von Wissenschaftlern steht. Neurobiologen nehmen das Verhalten des Nagers in einer Vielzahl von Studien unter die Lupe. Die Präriewühlmaus gehört zu den wenigen Arten, die wie wir Menschen lebenslange Paarbeziehungen eingehen. Doch auch hier neigt das Männchen auf seinen täglichen Streifzügen zu Seitensprüngen, es ist also nicht immer treu, trotz der lebenslangen „Ehe" mit der Mutter seiner Nachkommen. Als die Forscher das Weibchen verschwinden ließen und das Männchen abends in ein leeres Nest zurückkehrte, versank es zu ihrer Überraschung in einer „Depression" – ganz wie der Protagonist von *Mad Men*. Es wurde antriebslos und zeigte in keinster Weise mehr die zuvor beobachtete Aktivität. Dieses Verhalten änderte sich erst wieder, als man dem Tier Antidepressiva verabreichte.

Mit ihrer Studie über die Präriewühlmaus suchten die Neurobiologen nach den Ursachen für den extremen körperlichen Zustand des Liebeskummers. Und sie fanden sie: Verantwortlich für den traurigen Zustand des verlassenen Mäuserichs ist der Botenstoff CRH (Corticotropin-Releasing-Hormon). Wenn das Männchen eine Beziehung eingeht, erhöht sich die Produktion dieses Botenstoffes zunächst. Doch erst im Falle einer Trennung entfaltet er seine Wirkung auf das Verhalten des Tiers. Wenn das Männchen seiner Familie fernbleibt, wird der Botenstoff vermehrt ausgeschüttet und verursacht dann die als „Depression" interpretierbaren Leiden. Daraus folgern die Forscher, dass dieser Mechanismus die Treue des Männchens garantiert. Um den Schmerz des „Liebeskummers" zu vermeiden, kehrt es jeden Abend brav in sein Nest zurück, unterstützt somit das Weibchen bei der Aufzucht der Jungen und schützt seine Familie vor Feinden.

Dasselbe Hormon CRH findet sich in Verbindung mit Depressionen auch beim Menschen. Ebenso zeigen die Ergebnisse weiterer Untersuchungen – wenn es um das Bindungsverhalten geht – eine hohe Übereinstimmung zwischen Tier- und Menschenwelt. Es sind, so eine Erkenntnis der aktuellen Forschung, immer dieselben biochemischen Vorgänge, die unsere Gefühlsreaktionen in den Beziehungen zu anderen Menschen steuern.

Doch was bedeutet das in Bezug auf die Liebe? Jenes Phänomen, das vor unserem inneren Auge als Wort in schnörkeligen Buchstaben erscheint, romantisch verziert mit roten Herzen und flackernden Kerzen? Nun, zunächst einmal ist sie ein körperlicher Zustand – und, in Phasen des Frischverliebtseins oder der Trennung, sogar ein extremer körperlicher Ausnahmezustand. Irgendwie war uns das immer schon bewusst, insbesondere dann, wenn die Liebe gerade einmal durch den Magen ging, sie in unserem Bauch Schmetterlingstänze aufführte, der Anblick einer Person uns der Ohnmacht nahebrachte oder uns das Herz gebrochen wurde. Körperliche Zustände kann man wissenschaftlich erforschen, und so ist die Biologie in den letzten Jahrzehnten zunehmend auf die Liebe gekommen. Sie hat wissenschaftliche Erklärungen dafür gefunden, wie diese geheimnisvolle Macht selbst die Vernünftigsten unter uns ganz plötzlich in ihren Bann ziehen und – ihrem Verhalten nach zu urteilen – aus der Bahn werfen kann.

Der Chemiebaukasten der Liebe

Die wichtigsten Bestandteile im Chemiebaukasten der Liebe sind die Hormone Dopamin, Noradrenalin, Cortisol, außerdem Oxytocin und Vasopressin, und natürlich fehlen auch das als Männlichkeitshormon bekannte Testosteron und die weiblichen Östrogene nicht. Man hat beispielsweise herausgefunden, dass der Körper im Zustand des Verliebtseins vermehrt Dopamin, Noradrenalin und das Stresshormon Cortisol ausschüttet. Bei Verliebten kommt es so zu einem Gefühlsrausch, dessen Intensität manche Wissenschaftler mit der Wirkung von Kokain vergleichen. Während das Dopamin auf das Belohnungszentrum im Gehirn wirkt und hier Euphorie und Glücksgefühle auslöst, sorgen Noradrenalin und Cortisol für eine Steigerung der Leistungsfähigkeit. Auf Wolke Sieben bewegen sich Verliebte oft wochenlang mit erstaunlich wenig Schlaf durch ihren Alltag, und sie sind dabei noch leistungsbereiter und weniger anfällig für Krankheiten als ihre auf dem Erdboden der „Normalität" verbliebenen Kollegen. Bei Frauen steigt in dieser Phase außerdem der Testosteronspiegel, sie verhalten sich – es ist kein schönes Wort – paarungswilliger, und sie sind viel eher bereit, Ungewöhnliches zu tun und Risiken einzugehen.

Andere Botenstoffe, in erster Linie das Oxytocin und das Vasopressin, funktionieren als Bindemittel, als Klebstoff, dessen erhöhte Produktion bewirkt, dass wir uns nach den ersten Begegnungen längerfristig an eine Person gebunden fühlen. Ihre Funktionen sind vielfältig – Oxytocin wird schon bei einfachen Berührungen, liebevollen Gesten und Worten ausgeschüttet, beim Sex sogar in großen Mengen, ebenso wie beim Gebären und beim Stillen. Auf diese Weise sorgt es dafür, dass wir uns treu gegenüber dem Partner und fürsorglich gegenüber dem Nachwuchs verhalten. Auch hier waren es zunächst spektakuläre Versuche mit Prärie- und Wiesenwühlmäusen, die gezeigt haben, dass geringe Injektionen dieses Hormons ausreichen, damit Tiere, die normalerweise keine Paarbindungen eingehen, sich plötzlich lebenslang aneinander binden. Auf diese Weise und in vielen folgenden Untersuchungen ist das Oxytocin als einer der wichtigsten Faktoren ermittelt worden, der nicht nur die Beziehung von Paaren, sondern auch die Mutterliebe bedingt.

Es scheint verlockend, angesichts dieser Erkenntnisse zu vermuten, Donald Draper habe in Wahrheit nur ein kleines hormonelles Problem mit einem Botenstoff, das sich dank der Fortschritte der Medizin leicht beheben ließe. Man könnte dem Glauben verfallen, das Fehlverhalten von Personen, Untreue, mangelnde Fürsorge, vielleicht auch Depressionen infolge von Liebeskummer, könnten durch die Einnahme von Medikamenten kuriert werden. Doch unser Hormonhaushalt funktioniert nicht wie ein Kaffeeautomat, in den man oben ein Pulver einfüllt, damit unten das erwünschte Getränk herauskommt. Das wird schon daran ersichtlich, dass allein ein einziges Hormon wie das Oxytocin für die verschiedensten Aufgaben zuständig ist. Und so ist auch seine Wirkung sehr vielschichtig: Bei Männern zum Beispiel wird es beim Sex ausgeschüttet und bewirkt so nicht nur eine engere Bindung an die Bettgenossin, sondern auch die nachfolgende, so entspannende Müdigkeit und Mattheit. Eine Nebenwirkung, die in anderen Lebenslagen mehr als unangenehm sein kann.

Heute kursieren auf dem Markt Antidepressiva, die auf die eine oder andere Weise in den Hormonhaushalt eingreifen und dann genau diese manchmal schwerwiegenden Folgen haben, bei denen Patienten unter ständiger Müdigkeit, Gewichtszunahme oder Ähnlichem leiden. Es ist ein bisschen wie bei Schönheitsoperationen: Wir können die sichtbaren Zeichen des Alterungsprozesses unserer Haut mit Botox und Silikon gut retuschieren – nur die Nebenwirkung, die zunehmende Unbeweglichkeit der Operierten, haben wir leider überhaupt nicht im Griff. Die Vorstellung, „charakterliche" Defizite wie Untreue in einer Partnerschaft könnten biochemisch korrigiert werden, ist deshalb wenig realistisch. Und, seien wir ehrlich: Sie ist auch ein wenig unheimlich. Denn das würde bedeuten, dass wir wie Automaten funktionierten, mit einer biochemischen „Mechanik", die jede unserer Handlungen determiniert.

Die Liebe im Gehirn

Die Liebe spielt sich nicht im Herzen, sondern im Kopf ab. Das zumindest würden Hirnforscher sagen, denn alles, was wir überhaupt in irgendeiner Weise empfinden, wird vom Gehirn aus gesteuert. Das heißt, jede Empfindung, aber auch jede Handlung, die wir ausführen, ist an Aktivitäten in einer oder mehreren Regionen im Gehirn gekoppelt. Manche dieser Regionen werden als Belohnungszentren bezeichnet. Sie enthalten besonders viele Rezeptoren für den Glücksbotenstoff Dopamin und sind deshalb für alle Arten von Glücksempfinden wichtig. In allen an „Liebesgefühlen" beteiligten Hirnregionen finden sich außerdem besonders viele Rezeptoren für die Neurohormone Oxytocin und Vasopressin, die wir aus dem Chemiebaukasten der Liebe bereits kennen. Die vielleicht bahnbrechendste Entdeckung der Neurobiologen besteht nun darin, dass die molekulare (das heißt chemische) und in sehr geringem Maße sogar die anatomische Struktur des Gehirns veränderbar sind. Man spricht hier von der Plastizität des Gehirns: Jede Handlung, jedes Wort, alles, was im Laufe unseres Lebens an äußeren Einflüssen auf uns einströmt, formt und verändert diese Strukturen – wie ein Bildhauer, der eine Plastik modelliert. Werden im Gehirn Oxytocin und Vasopressin ausgeschüttet, zum Beispiel durch eine liebevolle Berührung, den Anblick eines geliebten Menschen, so bilden sich neue Rezeptoren. Damit wird die Bindungsfähigkeit einer Person verstärkt. Zugleich lernen wir, uns konkret an diese eine Person zu binden, durch deren Anblick und deren Handlungen die Liebesbotenstoffe in unserem Gehirn ausgeschüttet werden.

Die Liebe ist also, wie vieles andere, ein Lernprozess, der wesentlich auf Wiederholung basiert, da die wiederholte Ausschüttung der entsprechenden Botenstoffe zu einem allmählichen Umbau bestimmter Hirnregionen führt. Und auch der umgekehrte Vorgang ist möglich: Durch negative Erlebnisse kann das Bindungsverhalten eines Menschen empfindlich gestört werden, und dieses wiederum können Wissenschaftler heute beobachten, indem sie bei „bindungsschwachen" Menschen eine geringere Zahl besagter Rezeptoren im Gehirn feststellen.

Natürlich sind diese Vorgänge noch weit komplizierter, als das hier in verkürzter Form darstellbar ist. Denn andere Hormone spielen, wie bereits erwähnt, ebenfalls eine wichtige Rolle, und neben den Belohnungszentren sind weitere Regionen des Gehirns maßgeblich an unseren Empfindungen beteiligt. Zum Beispiel die sogenannte Insula (ein Teil der Großhirnrinde), die die mit den Emotionen verbundenen biochemischen Substanzen direkt an andere Stellen unseres Körpers weiterleitet und so dafür sorgt, dass wir das Gefühl des Verliebtseins auch in Form der berühmten Schmetterlinge im Bauch fühlen.

Doch die Entdeckung der Plastizität des Gehirns hat zwei überraschende Entdeckungen zur Folge: Zum einen werden psychische Defizite, wie ein vermindertes Vermögen, stabile Beziehungen einzugehen, von einer Generation an die nächste weitergereicht. Wissenschaftler wie der Hirnforscher Gerhard Roth glauben inzwischen belegen zu können, dass Kinder im Mutterleib und in den ersten Monaten nach der Geburt eine bestimmte Grundstruktur erhalten, bei der sich auch die Oxytocinrezeptoren herausbilden. So geben Eltern ihre eigene Disposition weiter, genetisch und indem sie die Beziehung zum Kind gestalten, Liebe, Sicherheit und Geborgenheit mehr oder weniger stark vermitteln und sich so beim Kind ein mehr oder weniger starkes Bindungsverhalten ausprägt. Wichtiger jedoch ist die Beobachtung, dass diese anfängliche Struktur des Gehirns veränderbar ist, und zwar nicht durch medikamentöse oder gar operative Eingriffe, sondern durch das Verhalten: Wer von einer oder mehreren Bezugspersonen viel Liebe erfährt, dessen Gehirn bildet neue Oxytocinrezeptoren aus, und so kann sich ein anfänglich vielleicht schwaches Bindungsverhalten im Verlaufe des Lebens stabilisieren.

Liebe geht durch die Nase

Nicht nur die Neurobiologen, auch die Genforscher sind der Liebe auf der Spur. Und auch sie haben anfangs eine Fährte aus der Tierwelt aufgenommen: Zunächst entdeckte der Zoologe Claus Wedekind, dass Mäuse ihre Partner nach einem bestimmten Muster auswählen. Dabei finden immer solche Paare zusammen, deren sogenannte MHC-II-Gene (major histo-compatibility complex II) möglichst unterschiedlich ausfallen. Es handelt sich um Gene, die für das Immunsystem zuständig sind. Je verschiedener die Gene, die ein Kind hier von seinen Eltern mitbekommt, desto besser ist seine Immunabwehr. Deshalb hat jede Maus, so Wedekinds Beobachtung, ihren Idealpartner, dessen MHC-Gene sich von den eigenen stark unterscheiden.

Doch wie findet die Maus und – wir ahnen schon, dass hier auch von uns selbst die Rede ist – wie finden wir heraus, ob unser Partner Gene hat, die zu uns passen? Die Antwort lautet: Wir riechen es. Und zwar sind es offenbar die Frauen, die die passenden Gene erriechen. Das ist das Ergebnis von Untersuchungen aus dem Jahr 1995, bei denen man Frauen an T-Shirts schnuppern ließ, in denen Männer zuvor zwei Nächte lang geschlafen hatten. Das Experiment konzentrierte sich auf eine bestimmte Untergruppe der Immunabwehrgene, die sogenannten humanen Leukozytenantigene, auch HLA-Gene genannt. Sie codieren ein Protein bei weißen Blutkörperchen, das wichtig für die Immunreaktion bei Infektionen ist. Tatsächlich bevorzugten die Frauen den Geruch der Männer, deren HLA-Gene mit den eigenen die geringsten Übereinstimmungen hatten.

Eine andere Entdeckung machten schwedische Genforscher, die bei Männern ein „Gen für Untreue" ermittelten. Sie fanden eine Korrelation zwischen der Version eines Gens und dem Verhalten seiner Träger, die überdurchschnittlich oft nicht in der Lage waren, eine feste Beziehung einzugehen. Taten sie es dennoch, scheiterten die Ehen dieser Männer besonders häufig.

Als das menschliche Genom Anfang des Jahres 2001 erstmals vollständig entschlüsselt wurde, herrschte zunächst große Euphorie. Wenn wir den genetischen Bauplan eines Menschen kennen, so hieß es, können wir sein Leben genau vorhersagen. „XY wird eine hohe Ausbildung abschließen, viel verdienen, und ungefähr im Alter von Mitte fünfzig an Krebs erkranken." Inzwischen sind zahlreiche genetische Kombinationen entdeckt – wie das „Untreue-Gen" –, die scheinbar unmittelbar auf bestimmte Eigenschaften schließen lassen. Solche Leistungen der Wissenschaft veranlassen viele dazu, die Möglichkeiten genetischer Vorhersagen zu überschätzen. Und so werden mit der Leichtgläubigkeit von Laien gute Geschäfte gemacht.

Es erinnert ein bisschen an Wahrsagerei: Die genetische Vorausschau auf unser Verhalten verkauft sich gut, auch wenn solche Vorhersagen oft mehr als fragwürdig sind. Ein Beispiel ist das Geschäftsmodell der Schweizer Firma GenePartner, die ihren Sitz in der Nähe von Zürich hat. Auf der Basis einer firmeneigenen Studie errechnen die Betreiber des Unternehmens, wie gut bestimmte Paare zusammenpassen und wie es um die langfristigen Chancen ihrer Beziehung bestellt ist. Diese Studie wurde jedoch nie veröffentlicht – den angeblich seriösen wissenschaftlichen Schlüssel ihrer Arbeit hält die Firma geheim. Grundlage ihrer Vorhersagen ist allein die Kombination der HLA-Gene zweier Partner, die, wie wir bereits gesehen haben, biologisch für eine gute Immunabwehr bei möglichen Nachkommen sorgen soll. Die von GenePartner ermittelten Testergebnisse, die meist eine gute Beziehung prophezeien, sind bestenfalls nicht falsch – insofern, als die Natur uns anscheinend immer schon dazu bewogen hat, uns mit den richtigen Partnern zu verbinden. Sie sind jedoch trügerisch, denn an der Chemie der Anziehung zwischen zwei Menschen sind sehr viel mehr Faktoren beteiligt, als es der berühmte T-Shirt-Versuch glauben machen will. So haben andere Studien ergeben, dass es sich bei den Gesichtern, die wir attraktiv finden, genau umgekehrt verhält: Hier bevorzugen wir eindeutig Personen, deren HLA-Gene unseren eigenen ähnlich sind.

Inzwischen vertritt kaum ein ernstzunehmender Wissenschaftler mehr die These, der Mensch sei durch seine Gene ein für alle Mal festgelegt und sein ganzes Leben durch die biologische Natur vorherbestimmt. Unsere genetische Disposition stellt einen Bauplan dar, einen ersten Entwurf dafür, mit welchen Eigenschaften und charakterlichen Merkmalen wir uns entwickeln. Dieser Bauplan ist aber sehr flexibel. Auf unsere konkrete Persönlichkeit, darauf, wie intelligent, erfolgreich, gebildet, wohlhabend, liebevoll und treu wir einmal werden, haben nichtbiologische Faktoren wie Erziehung, soziales Umfeld und alles, was wir erleben, einen ebenso großen oder sogar größeren Einfluss. Wie das, was wir sind und was wir tun, durch biologische, soziale und andere Faktoren bedingt ist, wie stark die Gene und die Biochemie im Kopf uns bestimmen und wie sehr wir dazu in der Lage sind, unsere einmal in die

Form gegossene Persönlichkeit zu modellieren, uns zu verändern – darüber gibt es heute ein sehr großes Spektrum von Meinungen.

Auch Männer haben eine Wahl

Die wissenschaftliche Erforschung der Liebe steht, sei es in der Neurobiologie, der Genetik oder der Hirnforschung, noch am Anfang. Auch wenn die Ergebnisse uns staunen lassen, sollten sie nicht darüber hinwegtäuschen, dass wir wesentlich mehr *nicht* wissen, als wir wissen oder zu wissen glauben. Die Mechanismen der Liebe, vor allem aber ihr Zusammenhang mit anderen Phänomenen wie der Motivation, der Leistungs- und der Lernfähigkeit, sind erst in Ansätzen erforscht.

Doch was bedeuten die schon bekannten Ergebnisse? Was bedeutet es, dass Donald Draper sich wie eine Präriewühlmaus verhält? Gehen wir falsch in der Annahme, dass seine Melancholie die Trauer um eine verlorene Liebe darstellt? Dass die Seitensprünge sich als fahler, oberflächlicher Sex offenbaren, weil die Liebe zu einem Partner und den Kindern weit mehr ist als die Befriedigung des biologischen Triebs? Erliegen wir einem romantischen Irrglauben, wenn wir meinen, Draper habe nicht nur einen Partner für das Bett und die Erziehung der Kinder, sondern auch eine Gefährtin verloren – den *einen* Menschen, mit dem er seine Lebensansichten, politischen Überzeugungen, Interessen, Vorlieben, Abneigungen sowie alle Höhen und Tiefen des Alltags teilt?

Nachdem insbesondere die Hirnforschung in ihrer ersten Zeit bahnbrechender Entdeckungen dazu neigte, den Menschen als gänzlich determiniert anzusehen – also durchweg bestimmt von neuronalen Strukturen und biochemischen Prozessen –, führt die inzwischen beobachtete Plastizität des Gehirns zu einem überraschend anderen Schluss. Er scheint unsere romantische Intuition zu bestätigen: Wer oder was der Mensch ist und was er tut, das entscheidet sich zu jedem Zeitpunkt seines Lebens neu. Donald Draper wird sein Verhalten also nicht mit seinen Genen oder der männlichen Biologie im Allgemeinen entschuldigen können. Er ist frei, seiner Frau treu zu sein. Geht er fremd, muss er die Konsequenzen tragen. Der Philosoph Karl Jaspers erzählt von einer Begebenheit, bei der ein zu verurteilender Verbrecher sagte: „Herr Richter, ich kann nichts dafür, ich musste aufgrund meiner schweren Kindheit so handeln" – worauf der Richter antwortete, es tue ihm leid, aber aufgrund *seiner* Kindheit könne er nicht anders, als den Angeklagten für seine Tat zu verurteilen.

EXTREM KLEIN

Auf Gullivers Spuren

Grenzen sind ein interessantes Phänomen. Geographisch gesehen, also dem Kern ihrer Bedeutung nach, könnte man sie so definieren: Was auf der einen Seite der Grenze ist – zum Beispiel Polen –, ist auf der anderen Seite nicht. Dieser Trennlinie ungeachtet hat das Wort „Grenze" es offenbar von der einen auf die andere Seite geschafft, haben wir Deutschen es aus dem Polnischen übernommen (vielleicht haben die Polen so lange „Granica, Granica" rufend an der Oder gestanden, dass die Deutschen irgendwann kapierten, dass sie den Fluss nicht überqueren durften, auch wenn sie dieses Wissen im Laufe der Geschichte wieder eingebüßt zu haben scheinen).

Grenzen sollten möglichst genau sein; im anderen Fall gibt es allerlei Unannehmlichkeiten. Die fangen bei den Nachbarn am Gartenzaun an und hören bei kriegerischen Auseinandersetzungen zwischen Staaten auf. Immer geht es um Grenzen, um den haargenauen Verlauf einer Linie. Wir verwenden das Wort jedoch nicht ausschließlich in diesem Sinne, also um die Besitzverhältnisse von Land zu regulieren. Der Körper zum Beispiel hat als physikalisches Objekt Grenzen, über deren Verlauf es wenig zu verhandeln gibt. Und wenn von körperlichen Extremsituationen die Rede ist, so meinen wir damit meist ebenfalls das Erreichen einer Grenze. Die Grenze der schnellstmöglichen Bewegung zum Beispiel, oder eine Temperatur, die den maximalen Punkt der uns erträglichen Hitze oder Kälte markiert – alles Grenzen, die Thema dieses Buches sind.

In der Philosophie taucht in Verbindung mit Grenzen ein logisches Problem auf, das sogenannte Haufen-Paradox, im Fachjargon Sorites-Paradoxie genannt (von griechisch *soros* – der Haufen). Der Haufen bereitet der Logik deshalb Schwierigkeiten, weil sie, vereinfacht gesagt, die genaue Zahl nicht bestimmen kann, bei der der Satz „$x-1$ ist ein Haufen" ungültig ist. Denn es ist logisch gesehen richtig, dass zum Beispiel 1000 Sandkörner einen Haufen bilden, ebenso wie $1000-1$, also 999. Und auch $999-1$, also 998 Sandkörner, sind immer noch ein Haufen. Doch ab dem wievielten Sandkorn ist der Satz „$x-1$ ist ein Haufen" falsch? Würden wir drei Körner ($4-1$) noch als solchen bezeichnen? Oder zwei ($3-1$)? Wo ist die Grenze zwischen der Feststellung „Das ist ein Haufen" und der Aussage „Das ist kein Haufen"? Bei sieben, oder eher bei 25 Körnern? Es gibt eine ganze Reihe solcher Wörter, die in der Philosophie deshalb „ungenaue Begriffe" genannt werden: Wie viele Haare zum Beispiel muss ein Mann noch auf dem Kopf haben, damit er nicht als kahlköpfig gilt?

Was nun die Grenzen unserer Möglichkeiten anbelangt, scheinen diese in ähnlicher Weise schwer zu definieren zu sein. Vieles haben wir lange für unmöglich gehalten, zum Beispiel die 100 Meter in weniger als 9,6 Sekunden zu laufen, und dann kommt der Jamaikaner Usain Bolt und pulverisiert den alten Rekord. Viele Grenzen des körperlich

Machbaren sind im Lauf der letzten Jahrzehnte durch technische Erfindungen durchbrochen worden. Wir bewegen uns in Kampfjets mit Überschallgeschwindigkeit, tauchen mithilfe von Sauerstoffflaschen in bodenlose Meerestiefen, und selbst die Schwerkraft stellt für uns kein Hindernis dar – wir machen auch vor dem Weltraum nicht halt. Ja, wir sind geneigt zu glauben, es werde im Angesicht der Technik überhaupt niemals eine Grenze geben im Wettbewerb um das Schneller, Höher, Weiter.

Das gilt jedoch ebenso in umgekehrter Richtung: Mit bloßem Auge können wir Objekte nur bis zu einer bestimmten Größe sehen. Deshalb glaubten die großen Denker über Jahrtausende, es müsse so etwas wie kleinste unteilbare Elemente geben, aus denen die Welt zusammengesetzt ist. Da wir jedoch extrem Kleines nicht sehen können, blieb dies immer eine Vermutung – die vor etwas mehr als 100 Jahren durch die Entdeckung des Aufbaus der Atome (nach dem griechischen Wort „a-tomos" = „unteilbar") bestätigt und später mit der Spaltung von Atomkernen widerlegt wurde. Es geht also noch kleiner! Vielleicht tröstet es angesichts dieses herben Irrtums der großen Denker, dass schon im 17. Jahrhundert Mikroskope gebaut wurden, mit denen man Bakterien beobachten konnte? Schließlich wurde es zwei Jahrhunderte später sogar möglich, die noch kleineren Viren für das mikroskopische Auge sichtbar zu machen. Dabei gilt: Je kleiner das beobachtete Objekt, desto raffinierter müssen die optischen Apparaturen ausfallen. Sie eröffnen uns den Zugang zu einer völlig neuen Welt – der Welt kleinster Lebewesen. Doch können wir uns darin auch bewegen?

Die Welt im Sandkorn

Der 1957 geborene britische Künstler Willard Wigan hat ungefähr 180 Kunstwerke geschaffen, die – hier kehren wir ein letztes Mal zu unserem Haufen zurück – nicht größer sind als ein Sandkorn. Sandkörner sind zum Teil auch sein Arbeitsmaterial: Aus einem hat er, wohlgemerkt mit bloßer Hand, eine Nachahmung des *David* von Michelangelo geschnitzt. Auch eine Kopie der Trophäe des FIFA World Cup befindet sich unter seinen Werken, die meist an die 0,005 mm groß sind. Das sind fünf Tausendstel eines Millimeters! Neben Sandkörnern verwendet Wigan für seine Skulpturen Nylon, Staubpartikel, Gold und Spinnennetze. Um sie anzuschauen, benötigt der Betrachter ein Mikroskop mit 400-facher Vergrößerung. 2007 wurde der in Birmingham lebende Künstler von Prinz Charles mit einer Ehrenmedaille „im Dienste der Kunst" ausgezeichnet, und Gerüchten zufolge verkaufte er seine Kunstwerke für 20 Millionen Dollar an einen Privatsammler.

Das Faszinierende an Wigans Arbeiten ist die Tatsache, dass sie auf einem jahrelangen Training absoluter Körperbeherrschung basieren. Wenn Gulliver sich auf seiner Reise nach Liliput in der Miniaturwelt bewegt, geht schon bei einem leisen Zittern seiner Nasenflügel einiges zu Bruch. Also muss der Riese lernen, in totaler Bewegungslosigkeit zu verharren. Für Wigan gilt das Gleiche. In einem Interview hat er mir eindrucksvoll erzählt, wie er dies schafft und wie es überhaupt zu dieser unvorstellbaren Überschreitung der Grenze in das Reich der Mikrometer gekommen ist.

*Herr Wigan, wann haben Sie bemerkt, dass Sie
außergewöhnliche Fähigkeiten haben?*

Als ich fünf Jahre alt war, entdeckte ich meine Faszination
für kleine Objekte, vor allem für kleine Insekten. Ich war
viel im Garten und schaute mir Ameisen an. Ich begann, in
einer Fantasiewelt zu leben, und dachte, dass die Ameisen
sprechen können und in kleinen Häusern wohnen. Also
fing ich an, kleine Häuser für die Ameisen zu basteln: Ich
nahm die Rasierklinge meines Vaters und baute aus Holz-
splittern winzige Apartments mit Türen, Stühlen und
Fenstern, damit die Ameisen ein Picknick machen konnten. Ich habe die Tierchen mit Honig und dem Zuckerguss
vom Kuchen meiner Mutter angelockt…

Wie hat Ihre Mutter reagiert, als sie die Mini-Häuser sah?

Sie war beeindruckt und sagte: „Willard, je kleiner du die
Dinge machst, desto größer wird dein Name werden." Und
da war mir klar, was ich werden wollte: der weltgrößte
Künstler der Geschichte von mikroskopisch kleinen Kunst-
werken. Ich konnte mich mit dieser Kunstform in gewisser
Hinsicht beweisen; aufgrund einer Legasthenie konnte ich
damals – und kann ich bis heute – nur sehr schlecht lesen
und schreiben.

Ist Ihre Kunst also das Ergebnis eines Traumas Ihrer Kindheit?

In der Schule sagte die Lehrerin zu den anderen Kindern,
dass ich der Grund dafür sei, warum es das Wort „Versa-
ger" gebe – das war schon ziemlich traumatisierend. Ich
war in der Schule also nur körperlich anwesend, nie mit
meiner Seele. Immer wenn ich nach Hause kam, experi-

mentierte ich mit meinen Fähigkeiten: Ich setzte mich zum Beispiel eine Stunde lang einfach nur still hin – ich war beinahe besessen von der Bewegungslosigkeit. Ich bastelte Werkzeuge, die scharf genug waren, um ein menschliches Haar dreißig Mal zu teilen. Oder ich nahm eine Nadel und einen Faden und probierte aus, wie oft ich den Faden einführen konnte, ohne das Nadelöhr zu berühren. Es war fast so, als hätte es damals eine Kraft gegeben, die mir befohlen hat, all das zu tun.

Als Sie älter wurden, begannen Sie dann,
kleine Kunstwerke zu erschaffen...

... zuerst eine kleine Frauenfigur auf einem Cocktail-Rührstab. Ich zeigte sie meiner Mutter, und sie sagte: „Zu groß!" Ich war aufgewühlt und fing an zu weinen. Dann machte ich eine Figur auf der Spitze eines Zahnstochers. Aber die war immer noch zu groß. Also klaute ich eines Tages ein Mikroskop aus der Schule – quasi aus Rache –, und damit konnte ich den nächsten Schritt gehen. Ich schuf die Figur eines Hundes unter dem Mikroskop... und wissen Sie, was meine Mutter sagte?

„Zu groß"?

Ganz genau (lacht).

Das harte Training in Ihrer Kindheit hat sich aber
offensichtlich gelohnt...

Ich habe mich weiterentwickelt – ich werde 54 – und habe noch längst nicht den Höhepunkt meiner künstlerischen Leistungsfähigkeit erreicht. Aber ich habe gelernt: Der Körper ist eine Maschine. Diese Maschine wird vom Herzen beherrscht. Der Puls in meinen Fingern wird vom Herzen gesteuert. Nehmen Sie mal Ihren Zeigefinger und Daumen zusammen und versuchen Sie, beide so nah wie möglich zusammen zu bekommen – ohne dass sie sich berühren.

Das schaffe ich nicht. Meine Finger zittern irgendwann viel zu sehr...

... so wie bei jedem normalen Menschen. Aber bei mir passiert das nicht, weil ich – seit ich fünf war – trainiert habe, dieses Zittern zu unterdrücken. Es ist wie bei einem Athleten. Ich habe meinen Körper trainiert, extrem still und bewegungslos zu sein. Das geht selbst über meine eigene Vorstellungskraft hinaus. Ich muss mich konzentrieren; nicht nur mit meinen Händen, sondern auch mit meinem Gehirn, meiner Seele, meinem kompletten Körper. Es ist beinahe so: Man muss ein Toter werden. Ein Toter, der arbeitet.

Ihre Kunstwerke sind so klein, dass man sie nur mit einem leistungsstarken Mikroskop besichtigen kann.

Einige sind sogar kleiner als eine Blutzelle. Ich habe Skulpturen geschaffen, die nur 10 oder 20 Mikronen groß sind (20 Mikronen haben etwa die Dicke einer Papierfolie, ein Mikron entspricht einem Tausendstel eines Millimeters, Anm. d. A.).

Wie muss ich mir ein Werkzeug vorstellen, mit dem man eine Skulptur aus einem einzigen Sandkorn schnitzen kann?

Meine Werkzeuge sind schärfer als Rasierklingen, ich benutze Diamant-Splitter, die ich an der Spitze einer Akupunkturnadel anbringe. Einige Instrumente sehen aus wie der Stachel einer Biene. Und wenn ich etwas anmalen will, dann benutze ich einen Pinsel, den ich aus dem Haar einer toten Fliege herstelle.

Wie genau arbeiten Sie? Wie kontrollieren Sie Ihren Körper beim Erschaffen dieser extremen Kunst?

Ich muss meinen Körper beherrschen, mein Nervensystem. Ich fühle meinen Puls, höre auf mein Herz – und wenn es zwischen zwei Schlägen pausiert, dann führe ich einen Arbeitsschritt aus. Ich habe eineinhalb Sekunden Zeit und halte währenddessen natürlich die Luft an. Ich habe auch schon mal ein Kunstwerk eingeatmet – und weg war es (lacht).

Gibt es eine perfekte Tageszeit, um Nano-Skulpturen zu erschaffen?

Früher konnte ich nicht vor Mitternacht arbeiten, die Erschütterungen durch den Straßenverkehr waren einfach zu groß. Seit ich umgezogen bin, ist es besser geworden mit den Vibrationen. Ich beginne meistens am späten Nachmittag, aber auch nur dann, wenn ich geistig dazu bereit bin. Ich setze mich hin und versuche, meinen Geist vollkommen zu entspannen. Es ist wie eine Meditation – ohne dass ich meditiere. Ich erschaffe die Skulptur bereits vorher in meinem Kopf, denn während der Arbeit ist kein Raum mehr für Fehler. Meine Arbeit ist ein Beweis dafür, dass die Worte „geht nicht" nicht existieren.

Ist das die Botschaft Ihrer Kunst?

Ja, meine Skulpturen sind für all die Menschen, die nicht glauben. Denn der menschliche Körper ist zu weit mehr fähig, als wir alle erahnen. Wir glauben, dass es nur bis zu einem bestimmten Punkt geht. Aber eine Sache habe ich gelernt: „Sehen heißt glauben." Ich möchte andere Menschen dazu inspirieren, Dinge zu tun, von denen sie immer dachten, dass sie unmöglich wären.

EXTREM ANSTECKEND

Lachen: Schwerstarbeit und sozialer Kitt

Junge tun es, Alte tun es. Kinder im Alter von einein-halb bis drei tun es, und zwar bis zu 400 Mal am Tag! Ihre Eltern dagegen tun es durchschnittlich nur 15 Mal. Auch Säuglinge tun es, und zwar im Schlaf. Sportler, aber auch total unsportliche Typen tun es. Sogar manche Tiere tun es. Affen zum Beispiel und auch Ratten. Sie alle lachen. Jeder auf seine ganz spezifische Weise.

Jetzt könnte ich fortfahren: Kennen Sie den? Treffen sich zwei Jäger im Wald. Beide tot. Lustig? Wahrscheinlich Geschmackssache. So oder so bleibt jedoch die Frage, was Lachen mit körperlichen Extremen zu tun hat? Ganz einfach: Lachen ist Schwerstarbeit! Der amerikanische Psychiater William Fry stellte fest: „20 Sekunden Lachen entsprechen einer körperlichen Leistung von drei Minu-ten schnellem Rudern oder Laufen." Es gibt wohl kein Phänomen, das so starke hormonelle Reaktionen aus-löst und so viele Muskeln gleichzeitig in Gang setzt – vom Gesicht bis zum Bauch sind es etwa 300. Amerikanische Wissenschaftler konnten außerdem nachweisen, dass ein kräftiger Lachanfall ähnliche Auswirkungen hat wie die Einnahme von Kokain – zumindest kurzfristig. Es sind die gleichen Hirnregionen, die angeregt werden. Die Euphorie, die Menschen empfinden, wenn sie etwas zum Lachen reizt, wird im *Nucleus accumbens*, im Belohnungszentrum des Hirns, ausgelöst. Aber der Reihe nach…

Lachgeschichte

Beim Lachen senden Nerven bestimmte Reize an unser Gehirn, das die Information: „Bitte lachen Sie jetzt!" wiederum bis zu den Nervenenden unserer Muskulatur weiterleitet. Wie gesagt, es sind bis zu 300 Muskeln, die an dieser Aktion beteiligt sind. Bei einem echten Lachanfall pressen unsere Bauchmuskeln mit einer Geschwindigkeit von 100 Stundenkilometern Luft in die Lunge. Vorsicht, Orkanwarnung! Die Muskeln kontrahieren, das Zwerchfell bewegt sich rhythmisch. Im Gegensatz zur Bauchmuskulatur erschlafft die Beinmuskulatur und lässt uns bei einem Lachanfall schier vornüber kippen. Auch die Blasenmuskulatur entspannt sich. Daher die Redensart „sich vor Lachen in die Hosen machen". Je nachdem, wie voll die Blase ist, besteht das Risiko tatsächlich.

Physiologisch gesehen ist Lachen nichts anderes als ein stoßweises Ausatmen. Bevor sich die nächste Lachsalve anschließt, holen wir mit einem tiefen Zug erneut Luft. Je stärker ein Lachanfall, desto mehr geraten wir außer Atem. Es bleibt kaum Zeit, um Luft zu holen. Bei unseren nächsten Verwandten, den Affen, hat man festgestellt, dass sie sowohl beim Ein- als auch beim Ausatmen lachen können, weshalb sich ihr eher stimmloses Lachen wie ein Hecheln anhört. Doch dazu später mehr.

Wir Menschen lachen stimmvoll, und zwar ganz individuell, mit tiefer oder hoher Stimme. Unsere Stimmbänder werden durch den Atemfluss in Schwingung versetzt. Bei einem Mann schwingt der Schall mit circa 280 Schwingungen pro Sekunde, bei Frauen sind es sogar 500. Lachen wir stumm, sprechen wir vom Grinsen, lachen wir verhalten, vom Lächeln. Dann ist auch das stoßartige Ausatmen auf ein Minimum reduziert.

Aber wir lachen nicht nur mit unserem Bauch. Mit der Atembewegung des Lachens geht auch die allseits bekannte mimische Reaktion einher, für die mehr als 17 Gesichtsmuskeln zuständig sind: Der Mund öffnet sich und wird breiter. Unsere Jochbeinmuskulatur zieht die Mundwinkel nach oben. Gleichzeitig heben sich die Augenbrauen, unsere Augen verengen sich zu Schlitzen, um den gehobenen Mundwinkeln Platz zu machen. Einige Muskeln drücken dabei auf unsere Tränensäcke. Das ist der Grund, warum uns beim Lachen manchmal die Tränen kommen. Auch die Nasenlöcher weiten sich. Alles in allem wirkt die gesamte Reaktion – lachende Augen, lachender Mund und das Geräusch, das wir machen – entwaffnend auf unser Gegenüber.

Lachen ist ansteckend. Es wird nicht nur, aber meist in der Gemeinschaft mit anderen ausgelöst. Britische Forscher um Jane Warren konnten mit bildgebenden Verfahren zeigen, dass allein das auf Tonband aufgezeichnete Geräusch eines lachenden Menschen bestimmte Regionen der Hirnrinde aktiviert und die betreffende Muskulatur in Gesicht und Körper aufs Mit-Lachen vorbereitet. Im Vergleich zu Geräuschen, die auf negative Gefühlsausdrücke – Angst oder Ekel – verweisen, seien die positiven

Geräusche ansteckender. Mit einem Lächeln zeigen wir unserem Gegenüber, dass er uns sympathisch ist – und vermeiden so letztendlich auch Konflikte. Es wird angenommen, dass die Entwicklung des Lachens der der Sprache vorausging. Denn die Hirnregion, die für das Lachen verantwortlich ist, ist viel älter als unser Sprachzentrum.

Lachen ist uns angeboren. Auch die Tatsache, dass Lachen ein Reflex ist, weist darauf hin, dass es sich evolutionsgeschichtlich gesehen um eine sehr alte Körperreaktion handelt. Wie alle Reflexe überkommt es uns unwillkürlich, das heißt, es wird ausgelöst, bevor wir uns dessen bewusst geworden sind. Natürlich gibt es auch das aufgesetzte Lachen, das nichts Spontanes hat. Ein echter reflexartiger Lachanfall aber zeichnet sich dadurch aus, dass unsere Konzentration gerade nicht auf unseren Körper gerichtet ist.

Ein solches Lachen ist nur schwer zu unterdrücken. Wohl jeder kennt den Impuls, in Situationen, die alles andere als komisch sind, in hysterisches Kichern ausbrechen zu müssen, das schlimmstenfalls in einen Lachkrampf mündet. Wenn bei einer Veranstaltung, einem Konzert andächtige Stille herrscht, ja selbst, wenn man auf einer Beerdigung eigentlich tief betrübt sein sollte, überkommt einen plötzlich das völlig unangebrachte Bedürfnis, losprusten zu müssen. Lachen ist eben nicht nur eine natürliche Reaktion auf eine komische Szene, sondern dient auch dem Spannungsabbau. Je aufgeladener eine Situation, desto mehr drängt es uns irgendwann danach, uns durch Lachen Erleichterung zu verschaffen. Wir lachen nach einer überwundenen Krise, als Abwehr gegen Ängste oder um drohende Konflikte abzuwenden. Mit Lachen kann aber auch rein körperliche Spannung abgebaut werden, zum Beispiel, wenn wir gekitzelt werden.

Lachen als Medizin

Lachen bewirkt im Körper aber noch viel mehr, als nur übergroße Spannung abzubauen. Es führt dazu, dass unser Gehirn sogenannte Glückshormone, Endorphine, freisetzt, die physisch und psychisch Schmerzen verringern und somit ein Garant für unser Wohlbefinden sind. Schon in der Antike maß man dem Humor große Bedeutung im Hinblick auf einen ausgeglichenen Charakter und die Gesundheit eines Menschen bei. Das Wort Humor ist lateinischen Ursprungs und bedeutet eigentlich Feuchtigkeit, Flüssigkeit oder Saft. Hippokrates (460 – 370 v. Chr.), der als Begründer der Medizin gilt, ging davon aus, dass der menschliche Organismus von vier verschiedenen *Säften* gesund und am Leben erhalten wird (man spricht deshalb auch von der Vier-Säfte-, Temperamentenlehre des Hippokrates oder von der Humoralpathologie). Je nach ihrer Zusammensetzung sind diese Säfte für die unterschiedlichen Temperamente des Menschen verantwortlich. Hippokrates entwickelte seine Theorie in Analogie zu den vier Elementen Wasser, Feuer, Erde und Luft und ordnete der gelben Galle, der schwarzen Galle, Blut und Schleim die Grundstimmungen eines Sanguinikers (Sangui), Cholerikers (Chole), Melancholikers (Melancholia) und Phlegmatikers (Phlegma) zu. Als Sanguiniker bezeichnet man einen heiteren, lebhaften, aber auch leichtsinnigen Menschen. Leicht erregbar, unausgeglichen und jähzornig ist der Choleriker. Zu Schwermut, Trübsinn und Traurigkeit, aber auch zu Misstrauen und Kritik neigt der Melancholiker. Und Phlegmatiker zeichnen sich nach eben dieser Definition durch Langsamkeit, Schwerfälligkeit, aber auch Ruhe aus. Ein Mensch, dessen *Humores* (also Körpersäfte) in einem ausgeglichenen Verhältnis zueinander stehen, gilt als körperlich und seelisch im Einklang – und gesund. In der Renaissance entwickelte sich das Verständnis der Körpersäfte-Lehre insofern weiter, als man einem Menschen mit „guten Säften" auch einen guten Sinn für Humor bescheinigte.

Auf die Idee, mittels Humor beziehungsweise Lachen Krankheiten zu kurieren, kam in den sechziger Jahren des 20. Jahrhunderts der amerikanische Journalist Norman Cousins: 1964 erfuhr Cousins, dass er selbst an einer als unheilbar geltenden Erkrankung des Knochengewebes litt. Die Ärzte sprachen von einer Heilungschance von 1 zu 500 und gaben ihm nur noch ein paar Monate zu leben. Cousins wollte sich nicht damit abfinden, ließ sich aus dem Krankenhaus entlassen und mietete sich in ein Hotelzimmer ein. Er setzte alle Medikamente ab und versuchte eine neue Therapie, nämlich eine tägliche Infusion von Vitamin C, das eine entscheidende Rolle bei der Knochenbildung spielt. Vor allem aber führte er eine selbstverordnete Lachtherapie durch: Fortan stand täglich der mehrstündige Konsum von Slapstick-Filmen und humoristischen Büchern auf dem Programm. Cousins fand heraus, dass minutenlanges Lachen eine geradezu anästhetische, also schmerzausschaltende Wirkung hatte. Bald konnte er ein bis zwei Stunden schmerzfrei zubringen. Es klingt unglaublich, aber nach einiger Zeit besiegte seine Therapie die Krankheit vollkommen. Cousins gründete später an der Universität Los Angeles die Abteilung für therapeutische Humorforschung. Heute existiert ein anerkanntes Fachgebiet für Lachforschung, die Gelotologie. Cousins starb 1990 – über 25 Jahre später, als es ihm seine Ärzte prognostiziert hatten.

Inzwischen weiß man, dass Lachen als körperliches Extremverhalten viele Krankheiten zu lindern oder sogar zu heilen vermag: Es stärkt das Immunsystem und senkt den Bluthochdruck. Es hilft gegen Herz-Kreislauf-Erkrankungen, Angstzustände, Schlafstörungen, Magengeschwüre, Allergien und Krebs. Sogar bei Potenzproblemen soll Lachen hilfreich sein. Um die genauen Auswirkungen des Lachens auf das Herz-Kreislauf-System zu untersuchen, ließen Wissenschaftler der University of Maryland, Baltimore, 20 Probanden im Abstand von mindestens 48 Stunden je einen Filmausschnitt einer Komödie und eines Kriegsdramas ansehen. Nach jedem Film wurden die Hauptschlagadern aller Versuchsteilnehmer per Ultraschall überprüft. Nach der Komödie ließ sich bei 19 Versuchsteilnehmern ein beschleunigter Blutfluss messen, während sich der Durchfluss nach dem Ansehen des Kriegsfilms bei 14 Teilnehmern verschlechtert hatte. Beide Effekte konnten noch 30 Minuten nach Filmende nachgewiesen werden. Die Forscher um den Teamleiter Michael Miller vermuten, dass Lachen das sogenannte Endothel, ein Gewebe, das die Blutgefäße von innen auskleidet, erweitert. „Das Endothel spielt eine wichtige Rolle bei der Entstehung von Arteriosklerose und von Gefäßverhärtungen", so Miller. Lachen sorge dafür, dass das Gewebe gesund bleibe. Wie genau das auf molekularer Ebene funktioniert, sei noch unklar. Bekannt ist bisher nur, dass Stickstoffmonoxid für die Ausdehnung des Endothels sorgt, Stress aber zur Abnahme dieses Gases und damit zur Verengung der Gefäße führt. Neben viel Bewegung empfehlen die Wissenschaftler aus Baltimore deshalb, täglich mindestens 15 Minuten zu lachen.

Das hilft – durch die freigesetzten Endorphine – auch der Psyche. Schon kurzzeitige Hochgefühle lindern die Schwermut, Resignation, Antriebslosigkeit und Aussichtslosigkeit einer Depression. Das Gehirn bremst beim Lachen die Produktion von Stresshormonen wie Adrenalin und Cortisol. Diese verstärken positive Emotionen und zeigen dem Erkrankten, dass ein Umschwung seiner Stimmung durchaus möglich ist. Carsten Niemitz, Leiter des Instituts für Humanbiologie und Anthropologie der Freien Universität Berlin, meint, dass Menschen, die unter Depressionen leiden, gezieltes Lachen als Selbsttherapie einsetzen könnten. Auf den Kinderstationen von Krankenhäusern und bei Demenzkranken habe sich der Einsatz von Klinik-Clowns bewährt.

In Therapiesitzungen wird sogenannter therapeutischer Humor eingesetzt, um Hemmungen abzubauen: Gemeinsames Lachen gilt als wichtiges Signal der Verbundenheit und fördert das Vertrauen zwischen Patienten und Therapeuten. Des Weiteren kann Humor dem Patienten eine neue Sicht auf seinen bisherigen Zustand ermöglichen. Ist jemand erst einmal in der Lage, über scheinbar unumstößliche Handlungsmuster, festgeschriebene Zwänge oder über eine Störung in seinem Verhalten zu lachen, hat er schon so viel Distanz dazu gewonnen, dass es ihm bald möglich sein wird, selbiges zu verändern.

Aber auch für den Alltag gibt es Mittel und Wege, durch häufiges Lachen das eigene Wohlbefinden zu steigern: Ausgehend von Cousins' Lachtherapie, verbreitet Madan Katari, praktischer Arzt und Yogalehrer aus Mumbai, seit den neunziger Jahren seine Lachyoga-Lehre, eine Mischung aus Yoga- und Lachübungen. Bei dieser Yoga-Form wird das Lachen über die rein motorische Ebene erzeugt. Es wird also bewusst losgelöst von einem Grund gelacht. Das anfangs künstliche Lachen soll später in echtes, spontanes Lachen übergehen – „Fake it, 'til you make it", „Tu so als ob, bis es echt ist". Aus anfänglichen Dehn- und Atemübungen, Augenkontakt und spielerischen Elementen entwickelt sich ein Zustand kindlicher Verspieltheit.

Durch Übungen angeregt bringt die stakkatoartige Atmung nicht nur mehr Luft in die Lunge, sondern sorgt auch für einen besseren Sauerstoffaustausch im Gehirn. Teilnehmer von Lachyoga-Seminaren erzählen, dass das Ergebnis der Übungen nicht nur eine positivere Grundstimmung sei, für Stressabbau und die Stärkung des Immunsystems sorge, sondern auch eine größere Freiheit und Kreativität im Denken mit sich bringe.

Als Ort für seine Lehre gründete Katari 1995 einen ersten Lachclub in Indien. 2010 gab es schon mehr als 6000 Lachclubs weltweit. An jedem ersten Sonntag im Mai feiern deren Mitglieder den sogenannten Weltlachtag: Lachyoga-Freunde auf dem ganzen Globus treffen sich, um eine Minute lang für den Weltfrieden – wofür sonst? – in globales Gelächter auszubrechen. Nach dem Motto: „Wir lachen nicht, weil wir glücklich sind – wir sind glücklich, weil wir lachen."

Eine entwaffnende Geste

Entwickelt hat sich das Lachen übrigens aus einer Geste, die ursprünglich das Gegenteil von dem bezwecken sollte, was es heute auslöst: Statt eines Gefühls der Verbundenheit stellte Lachen eine Drohgebärde dar – und zwar bei unseren nächsten Verwandten, den Affen. Ob im Zoo oder in einer Tier-Dokumentation, jeder hat so eine eindrucksvolle Szene schon einmal gesehen, in der ein Pavian oder auch ein Schimpanse seine zwei bis vier Zentimeter langen Eckzähne entblößt. Damit gibt er seinen Artgenossen zu verstehen: Schau dir mein gesundes, kräftiges Gebiss gut an und überleg dir dann noch mal, ob du mich wirklich angreifen willst. Wenn so ein Tier seine Zähne zeigt, präsentiert es seine gefährlichsten Waffen und demonstriert Stärke.

Auch bei uns Menschen kann Lachen in bestimmten Situationen noch als Zähnezeigen verstanden werden. Nämlich dann, wenn wir aus Spott oder Schadenfreude *über* jemanden lachen. Manchmal legen wir aus Höflichkeit wenigstens die Hand vor den Mund, um diese Geste etwas abzuschwächen – eine oft unbewusste Handlung, die unseren Mitmenschen zeigen soll, dass wir ihm nicht wirklich etwas Böses wollen. Auch das ist noch ein Relikt, das verhaltenstechnisch an vergangene Zeiten erinnert: Wir präsentieren sinnbildlich unsere Waffen und verbergen sie gleichzeitig.

Der evolutionär bedingte Wandel von der Drohgebärde zum Lachen als sozialer Komponente hat sich jedoch nicht nur bei uns Menschen vollzogen. Verhaltensforscher haben herausgefunden, dass auch Primaten lachen. Professorin Elke Zimmermann von der Tierärztlichen Hochschule Hannover hat gemeinsam mit Dr. Marina Davila Ross von der britischen Universität Portsmouth für eine Studie 22 Jungtiere und, zum Vergleich, drei Menschenkinder an Händen, Füßen und unter den Achseln „kitzeln lassen". Bei den drei Kindern übernahmen die Eltern die Aufgabe, bei den Affen ihnen vertraute Tierpfleger. (Auch in freier Wildbahn gehöre Kitzeln zum natürlichen Verhaltensrepertoire der Affen untereinander, so Zimmermann.)

Bei der Untersuchung wurden 800 Ton- und Videoaufnahmen aufgezeichnet. Die Ergebnisse: Zuerst einmal ist die Feststellung interessant, dass der „Stammbaum des Lachens" dem ansonsten bekannten Verwandtschaftsverhältnis von Menschenaffe und Mensch entspricht: Von

Orang-Utan über Gorilla bis hin zu Schimpanse und Bonobo wird das Lachen dem Menschenlachen immer ähnlicher. Während das hechelnde Kichern bei Orangs und Gorillas noch kaum zu hören ist – was daran liegt, dass sie, wie bereits erwähnt, beim Ein- und Ausatmen lachen –, erkennt man bei Schimpansen und Bonobos schon manchmal so etwas wie eine Stimmmelodie.

Des Weiteren konnten die Biologinnen zeigen, dass junge Primaten, wenn sie gekitzelt werden, ganz ähnlich wie kleine Kinder regelrechte Kicheranfälle bekommen. Lachen ist auch bei Affenkindern eine soziale Komponente. Ein emotionaler Gesichtsausdruck wie ein Lächeln wirkt ansteckend auf sie und wird, Ross zufolge, mit einem Lächeln belohnt. Ein weiterer Hinweis auf Lachen als soziale Interaktion ist, dass das Lachen nur dann hörbar wird, wenn ein Affe aus der gleichen Gruppe oder ein bekannter Pfleger das Kitzeln übernimmt. Eine Vermutung für den Grund der zunehmenden Vokalisation, also des hörbar werdenden Lachens: Es wirkt ansteckend – so wie es auch die Wissenschaftlerin Jane Warren für uns Menschen herausgefunden hat –, lockt weitere Spielgefährten an und animiert zum Mitmachen. Auch sonst dient es beim Affen wie beim Menschen dem gleichen Zweck: Es fördert den Zusammenhalt der Gruppe.

Und noch etwas konnten Zimmermann und Ross jüngst herausfinden: Mit strategischem Lachen sammelt man auch unter Affenkollegen Punkte. So wie sich mancher Mitarbeiter zwei Mal überlegt, ob er es sich wirklich leisten kann, *nicht* über den schlechten Witz des Chefs zu lachen, setzen auch Primaten Lachen taktisch ein, um sich bei Artgenossen lieb Kind zu machen. Tiere in neu zusammengestellten Gruppen ahmten das Lachen ihnen nicht so bekannter Artgenossen häufiger nach als das Lachen von

Tieren, die sie bereits gut kannten. „Das deutet darauf hin, dass das Nachahmen des Lachens eine soziale Rolle bei der Stärkung der sozialen Bindung spielt", vermutet Ross. Allerdings konnte nicht nachgewiesen werden, dass Affen ihre Artgenossen mit einem falschen Lachen bewusst manipulierten, also quasi lügen würden. In ihrer Ehrlichkeit stimmen sie mit Menschenkindern überein – und unterscheiden sich damit von Erwachsenen.

Auch andere Tiere lassen sich von ihren Pflegern gern kitzeln, um dann ebenfalls vor Vergnügen zu lachen beziehungsweise zu pfeifen. Laborratten der Bowling Green State University von Ohio stoßen schnelle, hohe Pfeiftöne aus, allerdings in einem Bereich, der für das menschliche Ohr nicht mehr zu hören ist (50 Kilohertz). Der Psychologe Jaak Panksepp sieht auch im Lachen seiner Ratten eine soziale Funktion – sie reagieren auf ihr Gegenüber, das mit ihnen spielt. Auch bei uns Menschen geht es ja nur zu 20 Prozent um das Lachen über einen Witz oder eine lustige Begebenheit. Meist werden Lacher oder ein Lächeln in ganz normale Gespräche eingebaut, so Panksepp, und sei es bei Fragen wie: „Geht es Ihnen gut?" oder „Schmeckt es Ihnen?" Mit diesem beigesteuerten Lächeln versicherten wir uns der Zustimmung unseres Gesprächspartners.

Wer lächelt, lästert Gott

Wer hätte gedacht, dass sich eine soziale Geste wie das Lachen eigentlich aus einer Drohgebärde entwickelt hat, die besagt: Halt dich zurück, sonst wird's gefährlich! Für gefährlich hat auch der Mensch im Mittelalter das Lachen erklärt. Zwar ging es hier nicht mehr um die Demonstration körperlicher Stärke, sehr wohl aber um die Demonstration von Macht. In gewissem Sinne trifft dies noch bis heute zu, denn der humorvolle Mensch kann persönlichen Rückschlägen mit mehr Abstand begegnen, wenn er in der Lage ist, über sich und seine Situation zu lachen. Er ist denen überlegen, die das nicht können. Humor stattet den klugen Menschen mit der Macht der Erkenntnis aus. Lachen bedeutet, der Tragik der Welt mit heiterer Gelassenheit zu begegnen. Und es steht für geistige Reife und Leistungsfähigkeit, denn eine Grenzüberschreitung zwischen Ernst und Spaß wird vom humorvollen Menschen willentlich vollzogen.

Im Mittelalter aber wurden genau diese geistige Reife und Unabhängigkeit als bedrohlich angesehen. Ein Mittelalter-Klassiker der achtziger Jahre, der historische Kriminalroman *Der Name der Rose* von Umberto Eco, befasst sich mit der vermeintlichen Bedrohung, die von einem harmlosen Lachen ausgeht. Eco erzählt, wie der Franziskanermönch William von Baskerville (in der Verfilmung gespielt von Sean Connery) gemeinsam mit seinem jungen Novizen Adson eine mysteriöse Mordserie in einer Benediktinerabtei aufklärt. Gemeinsam kommen sie einem düsteren Geheimnis auf die Spur: Die Todesursache aller umgebrachten Ordensbrüder ist nichts anderes als die menschliche Neugier. Alle kurz nacheinander verstorbenen Mönche hatten ihre Nase – beziehungsweise ihre Finger – in ein geheimnisvolles, verbotenes Buch gesteckt. Was sie nicht wussten: Die Ränder der Buchseiten waren mit einem tödlichen Gift bestrichen worden. Da sie alle zum Umblättern der Seiten ihren Zeigefinger anleckten, bedeutete diese unbewusste Geste für sie kurze Zeit später das Ende.

Bei dem verbotenen Buch handelt es sich um nichts weniger als eine Ausgabe des verloren gegangenen *Zweiten Buchs der Poetik* von Aristoteles, das wiederum nichts weniger als eine Generalanleitung zum Lachen, nämlich die Gebrauchsanweisung zum Schreiben von Komödien, enthält.

Warum aber sollte den armen Mönchen, die bei ihrem asketischen Klosterleben ohnehin schon wenig zu lachen haben, das Lachen verwehrt werden? Für den greisen Klosterbibliothekar Jorge, der hinter den grausamen Morden steckt, ist Humor Gotteslästerung: Wer lacht, mache sich über die Furcht erhaben. Und ohne Furcht – man höre und staune – gebe es keinen Glauben. Wer aber den Teufel nicht mehr fürchte, der brauche auch keinen Gott mehr. Beziehungsweise: Der würde am Ende sogar über Gott lachen. Kurzum: Wer lacht, hat die Macht – weshalb Jorge mit aller Gewalt versucht, seine Brüder im Glauben von dieser Macht fernzuhalten.

Glücklicherweise hat unser Gottesbild im Zuge der europäischen Aufklärung eine Wandlung erfahren. Wegen einer Vorstellung von einem freundlichen Gott, der sich über lachende Menschen freuen kann, landet heute, zumindest in unseren Breitengraden, niemand mehr auf dem Scheiterhaufen, im Gegenteil: Lachen beziehungsweise ein guter Sinn für Humor ist ein sicherer Indikator dafür, dass wir in der Lage sind, uns selbst, aber auch unsere Umwelt nicht allzu ernst zu nehmen. Jemand, der über sich selbst lachen kann, hat auch eine gesunde Distanz zu den Herausforderungen des Lebens. Lachen ist Schwerstarbeit – aber auch ein erster Schritt zur Selbsterkenntnis.

EXTREM VERSTRAHLT

Vergiftete Landschaften oder Der GAU in uns

Was ist eigentlich der Unterschied zwischen Chemie und Physik? Die Chemie interessiert sich für Substanzen; sie erforscht ihren Aufbau, ihre Eigenschaften und wie sie sich in andere Substanzen umwandeln. Wir kennen die Atome als Grundelemente aller Materie, die einen Kern und eine Hülle aus Elektronen besitzen. Der Kern ist positiv, die Elektronen sind negativ geladen, sodass die Elektronen durch die elektrische Anziehung stabil um den Kern kreisen. Dieses Grundprinzip der Bindung durch elektrische Ladung verleiht allen Substanzen eine mehr oder weniger starke Festigkeit. Die nächstgrößeren Teilchen, komplexer als die einfachen Atome, werden Moleküle genannt – sie sind aus zwei oder mehreren Atomen aufgebaut. Die Chemie beschreibt also alles Stoffliche, das sie in der Natur vorfindet, indem sie die Verbindungen von Atomen und Molekülen untersucht.

Die Physik dagegen beschäftigt sich generell mit Naturerscheinungen von nichtlebenden Systemen unter anderem mit Energie. Nun ist es selbst für Physiker gar nicht leicht, zu definieren, was Energie eigentlich ist. Manche sagen einfach, es ist die Fähigkeit, Arbeit zu verrichten. Physikalische Arbeit besteht z. B. darin, etwas (eine Masse) zu bewegen, eine Substanz zu erwärmen, elektrischen Strom fließen zu lassen oder elektromagnetische Wellen auszusenden. Noch allgemeiner könnte man zunächst festhalten: Wo Energie ist, geschieht etwas, wo keine Energie ist, nicht.

Die Fähigkeit bestimmter Stoffe, Arbeit zu verrichten, wird für den Betrieb von technischen Geräten genutzt. Bei der Verbrennung von Treibstoff zum Beispiel entsteht Energie, die ein Auto bewegen kann. So wurden in den letzten Jahrhunderten immer neue Techniken entwickelt, die einen immer größer werdenden Bedarf an Energie mit sich brachten – von der Dampfmaschine bis hin zu den Produkten der IT-Industrie. Wie wir wissen, beziehen wir diese Energie heute aus verschiedenen Quellen: Öl- und Gasvorkommen eignen sich zur Energieumwandlung, lange Zeit war die Kohle ein wichtiger Energieträger, während zur Gewinnung von Strom erst in jüngerer Zeit auch Wind, Sonne und Wasser eingesetzt werden. Und natürlich die Atomenergie.

Womit wir beim eigentlichen Thema angekommen wären: Die Atomenergie wird aus der Spaltung von Atomkernen gewonnen, dem Aufbrechen allerkleinster Teilchen, und um sie zu verstehen, müssen wir wieder zu den Grundlagen von Chemie und Physik zurückkehren. Wenn der Atomkern eines chemischen Elements instabil wird und zerfällt, wird im Verlauf des Zerfallsprozesses Energie in Form von Strahlung freigesetzt. Diese Strahlung kann entweder aus Teilchen bestehen oder aus elektromagnetischen Wellen. Die zerfallenden Substanzen bezeichnet man als radioaktiv – von lateinisch „radius", der Strahl. Wörtlich übersetzt sind es also aktiv strahlende Substanzen.

Technik, die begeistert – und bedroht

1938 gelang es den deutschen Physikern Otto Hahn, Lise Meitner und Fritz Straßmann, Atomkerne zu spalten. Der Nachweis der Teilung des Unteilbaren war zuvor schon Ernest Rutherford gelungen. Damit wurde die lange verbreitete Überzeugung, Atome seien die kleinsten Elemente, die es gibt, und sie seien unteilbar, endgültig widerlegt. Die künstlich herbeigeführte Teilung des Unteilbaren ermöglichte eine Technologie, die in ihren Dimensionen alle bisherigen Verfahren in den Schatten stellte. Werden die Atomkerne von besonders radioaktiven Substanzen wie Uran oder Plutonium gespalten, entsteht eine Kettenreaktion von immer weiteren Spaltungen, bei der Energie in einer unvorstellbar hohen Dichte freigesetzt wird. Die weitere Geschichte ist bekannt und schnell erzählt: Am 6. und am 9. August 1945 warfen die US-Streitkräfte die ersten beiden Atombomben über den japanischen Städten Hiroshima und Nagasaki ab. Zwei Bomben reichten aus, um mehr als 200 000 Menschen zu töten und zwei Großstädte in weiten Teilen zu zerstören.

Immerhin war der Schrecken über die Wirkungen dieser Waffe so groß, dass es bisher nicht zu weiteren Einsätzen gekommen ist. Solange die beiden Großmächte, USA und Russland, gleichermaßen Zugang zu dieser Technologie hatten, schien es für keine Seite ratsam, sie einzusetzen. Und auch nach dem Ende des Kalten Krieges ist es bei Drohgebärden zwischen jenen Staaten geblieben, die über Kernwaffen verfügen.

Seit den 1960er Jahren wird die auf der Kernspaltung beruhende Technologie zur Gewinnung von Energie auf sogenannte „zivile", das heißt nicht militärische Weise genutzt. Sie gilt als besonders sauber, weil nur sehr wenige Abfallprodukte entstehen, die den Treibhauseffekt der Atmosphäre verstärken – anders als zum Beispiel bei der Verbrennung von Öl und Kohle. Doch spätestens seit den Unfällen in Tschernobyl und Fukushima wissen wir, dass auch die zivile Nutzung der Kernenergie die Gefahr birgt, der Zivilisation ein Ende zu bereiten – ganz ohne kriegerische Absichten von Staatsmännern.

Radioaktive Substanzen befinden sich in einem Umwandlungsprozess, der so lange andauert, bis das Element durch die neue Bindung von Elektronen wieder stabil ist. Und dieser Prozess benötigt sehr viel Zeit: Plutonium beispielsweise hat eine Halbwertszeit von mehr als 24 000 Jahren. Es ist unmöglich, den Zerfall zu stoppen oder zu beschleunigen, und deshalb unmöglich, die in den Kernkraftwerken künstlich erzeugte Strahlungsenergie abzuschalten. Gegen die Strahlung radioaktiven Abfalls, der in Kernkraftwerken entsteht, gibt es deshalb kaum ein anderes Mittel als den Schutz von meterdicken Beton- und Erdwällen. Doch auch die Einrichtung von Lagern, wie im Salzbergwerk bei Gorleben, das jahrelang als wahrscheinlichstes deutsches Endlager für Atommüll galt, ist mit großen Schwierigkeiten verbunden.

Da ist zum einen die Angst der Anwohner, die großen Zweifel an der Stabilität des Salzstocks hegen und befürchten, dass es zu einer Katastrophe in ihrer Heimat kommt. Eine Angst, die mehr als berechtigt ist. Im Dezember 2011 erschien – in einer langen Reihe von ähnlichen Studien – ein geologisches Gutachten, dem zufolge durchaus Gefahr durch den Atommüll im Salzstock besteht: Es könnte zu einer Explosion des in den Erdschichten enthaltenen Gases kommen, und dann würde das in Castorbehältern verschlossene strahlungsaktive Material freigesetzt. Die Suche nach besser geeigneten Endlagern in Deutschland hat jedoch noch nicht einmal ernsthaft begonnen – zum einen, weil diese Suche selbst schon sehr teuer ist, zum anderen, weil unklar ist, ob es völlig risikofreie Orte für die Lagerung von Atommüll überhaupt gibt.

Ebenso problematisch ist die Frage, wie gewährleistet werden kann, dass die Menschen auch in Hunderttausenden von Jahren noch wissen, wo die hochgiftigen Substanzen vergraben sind. Damit beschäftigt sich ein besonderer Zweig der Wissenschaft von den Zeichen – der Semiotik –, der sich Atomsemiotik nennt. Thema der Atomsemiotik ist die Frage, wie das Wissen darum, dass irgendwo hochgiftiger Müll lagert, über den astronomisch langen Zeitraum von hunderttausend Jahren weitergegeben werden kann. Welche Zeichen sich also dafür eignen, dieses Wissen im wahrsten Sinne des Wortes „zu verewigen". Zum Vergleich: Die ältesten überlieferten Schriftzeichen, die wir kennen, sind gerade mal an die 6000 Jahre alt. Unsere Erfahrung mit der Aufbewahrung von Informationen für die Nachwelt reicht also bisher nicht annähernd an die Zeiträume des Verfalls von radioaktivem Müll heran.

Vergiftete Landschaften

Die eigentlich tragische Dimension von Reaktorunfällen, wie sie sich in Tschernobyl und Fukushima ereignet haben, besteht darin, dass diese Gebiete für immer verloren sind. Zurück bleiben vergiftete Wüsten, die nicht wieder bewohnt werden können. Erdbeben, Tsunamis, Feuer und Hochwasser – die Städte und Landstriche, die solchen Katastrophen anheimfallen, lassen sich hinterher wieder aufbauen. Die Verluste sind dabei hoch genug, doch das Land bleibt bewohnbar. Nach Atomunfällen bietet sich ein anderes Szenario: Das Gebiet um Tschernobyl, das ich als Journalist im Februar 2011, wenige Wochen vor den Ereignissen in Fukushima, besucht habe, ist heute eine Sperrzone. Sie wurde in einem Umkreis von 30 Kilometern um den explodierten Reaktor IV gezogen, mit einem Sperrzaun von insgesamt 180 Kilometern Länge. Im Inneren der Zone liegt, neben vereinzelten Dörfern, die Stadt Prypjat, die 48 000 Einwohner hatte, bevor sie durch den Reaktorunfall zu einer Geisterstadt wurde. Einige ältere Menschen sind in den Jahren nach dem Unglück in ihre Häuser zurückgekehrt, weil sie die Entwurzelung nicht verkraftet haben. Doch ihnen wird keine nächste Generation mehr folgen.

Als sei die Existenz einer vergifteten Wüste für ein Land nicht genug, kommt hinzu, dass die Überreste des Kernkraftwerks auch Jahrzehnte nach dem Unfall noch aufwändiger Wartung bedürfen. Bis heute müssen sich 3000 Arbeiter permanent um das zerstörte AKW kümmern. 3000 Personen, die sich immer wieder der Strahlung aussetzen, um die Sperrzone unter Kontrolle zu halten. Unter anderem betreiben und überwachen sie die Kühlsysteme, die notwendig sind, solange die Brennstäbe der inzwischen abgeschalteten Reaktoren nicht in einem Endlager entsorgt werden können. Würden die Kühlsysteme ausfallen oder es beispielsweise bei 45 Grad Hitze im Sommer zu einem Waldbrand kommen, bestünde die Gefahr einer erneuten Kernschmelze. Außerdem muss nun, nach 25 Jahren, ein neuer „Sarg" über dem explodierten Reaktor errichtet werden. Denn immer noch herrscht dort eine Strahlung, die tausendfach über dem Normalwert liegt, und der alte Betonschutz, der nach dem Unglück über die Kraftwerkruine gegossen wurde, ist inzwischen brüchig. Der neue Betonkasten wird 110 Meter hoch und 260 Meter breit sein – ein gigantisches Bauwerk, das zwei Milliarden Euro kosten soll. Im innersten Kreis, in unmittelbarer Nähe zum explodierten Reaktor, durfte ich mich als Besucher, der nur mit Sondergenehmigung überhaupt so weit in das Katastrophengebiet vorgelassen wurde, nicht länger als zehn Minuten aufhalten.

Radioaktive Substanzen sind ein unsichtbares Gift, das, ist es erst einmal freigesetzt, alles durchdringt: Bäume zum Beispiel nehmen radioaktives Cäsium aus dem Boden auf, strahlende Partikel landen in den Blättern, die im Herbst auf die Erde fallen. So gelangt das radioaktive Material schließlich über den Regen wieder in den Boden und das Grundwasser. Dort saugen die Pilze es auf wie Schwämme, und auch die Fische sind verseucht. Und das noch für die nächsten 20 000 Jahre, glaubt der Biologe Leonid Bogdan, der in der Sperrzone um Tschernobyl die Strahlungswerte von Lebensmitteln analysiert und gerade bei Fischen immer noch eine tausendfach erhöhte Strahlung vorfindet.

Doch die Geschichte von Tschernobyl enthält noch ein anderes, besonders trauriges Kapitel: Die Armut der ukrainischen Bevölkerung veranlasste in den 25 Jahren seit dem Unfall immer wieder Plünderer dazu, in die Sperrzone einzudringen, um Material, insbesondere wertvolles Metall, zu stehlen und es auf dem Schwarzmarkt zu verkaufen. Die Metallteile – Schrauben, Bolzen, Bleche –, die in der Ruine von Prypjat oder aber auf dem Autofriedhof gefunden werden, strahlen immer noch das 20-Fache, manchmal das

100-Fache des Normalwertes aus. Über den Schwarzmarkt verbreitet, sind diese Teile hochgefährlich. Sie bedrohen insbesondere die Kinder, die die Strahlung wesentlich schlechter als Erwachsene verkraften und deshalb nicht einmal in die Nähe der Sperrzone gelassen werden.

Radikale Gefahr

Bestimmte Formen der Strahlung, sehr kurze, elektromagnetische Wellen oder Teilchen, beschießen und zerstören die Zellen des Körpers. Doch wie funktioniert das genau? Die so gefährliche Strahlung, ionisierende Strahlung genannt, kann aus den Atomen oder Molekülen von Zellen Elektronen herauslösen und lässt dabei (positiv) geladene Ionen und Molekülreste zurück. Die ursprüngliche Struktur der Moleküle zerbricht und verliert ihre Funktion. Dadurch werden im Körper sogenannte Radikale freigesetzt: Atome oder Moleküle, die besonders gefährlich sind, da sie die Zellen zerstören.

In der Krebstherapie nutzt man diese Wirkung der Strahlung, um schädliche Tumorzellen abzutöten. Doch diese Therapie stellt auch für die gesunden Teile des Körpers eine große Belastung und ein hohes Risiko dar. Dasselbe gilt für die ebenfalls in der Medizin eingesetzte Röntgenstrahlung, die dazu dient, den Körper zu durchleuchten. Deshalb wird dieses Verfahren nur vorsichtig eingesetzt, und Organe und Weichteile werden während der Bestrahlung mit Bleiumhängen geschützt. Immerhin 1,8 Mikrosievert (mSv) pro Jahr bekommt unser Körper durch den Einsatz radioaktiver Bestrahlungsmethoden in der Medizin zu spüren. Jeder Deutsche wird im Schnitt 1,8 Mal pro Jahr geröntgt, Tendenz allerdings sinkend.

Was den meisten nicht bekannt ist: Die Untersuchungs-
methode der Computertomographie, die seltener zum
Einsatz kommt als das Röntgen, weist eine deutlich höhere
Strahlenbelastung auf.

Zur Messung der Strahlung hat man einen Faktor, die
Sievert-Zahl, eingeführt, bei deren Ermittlung berücksich-
tigt wird, dass verschiedene Arten von Strahlen ganz unterschiedliche Wirkungen haben. Neben der Zerstörung von
Zellen kann das radioaktive Strontium zum Beispiel Kno-
chenkrebs verursachen. Andere Formen der sogenannten
Strahlenkrankheit, deren Symptome je nach Größe und
Dauer der Strahlendosis ganz unterschiedlich ausfallen,
sind verschiedene Hautkrankheiten – von der Reizung bis
hin zu Geschwüren –, Haarausfall, innere Blutungen, die
Schwächung des Immunsystems durch Schädigung des
Blutes und eine sehr häufige Folge der Bestrahlung: Unfruchtbarkeit. Aufgrund dieser vielfältigen Wirkung ver-
schiedenster radioaktiver Substanzen ist es äußerst schwierig vorherzusagen, wie sich eine überhöhte Strahlendosis
auf einen Menschen auswirkt und wie viele Opfer die beiden Atombomben in Japan und die Reaktorunfälle wirklich
verursacht haben – oder noch verursachen werden. Denn
Langzeitschäden wie Krebs oder Unfruchtbarkeit, die sich
sogar noch auf die Folgegeneration auswirken können,
sind statistisch schwer zu erfassen.

Gegen die Strahlung selbst bietet unsere Haut zunächst
einen gewissen Schutz, den wir im gebotenen Falle durch
zusätzliche Maßnahmen – Schutzkleidung zum Beispiel –
noch verstärken können. Wenn, wie nach der Explosion
eines Reaktors, radioaktive Substanzen in Form von kleinsten Partikeln in der Luft verteilt werden und sich überall
und auf alles herabsetzen können, dann kommen wir jedoch mit der Quelle der Strahlung in Berührung. Diese

Form der radioaktiven Vergiftung wird – im Gegensatz zur „Verstrahlung" aus der Ferne – Kontamination (Verunreinigung) genannt. Kontaminiert ist alles, worauf sich radioaktive Partikel abgesetzt haben. Seien es unsere Haut, die Nasenschleimhäute, der Boden, Nahrungsmittel oder Möbel. Und natürlich greift uns die Strahlung dabei viel stärker an, als wenn sie „nur" von Ferne wirkt. Die dritte Form der Vergiftung schließlich, wenn wir die radioaktiven Partikel einatmen oder über die Nahrung in unseren Körper aufnehmen, wird Inkorporation genannt. Radioaktive Substanzen gelangen dann direkt in unsere Blutbahn und richten hier noch viel größere Schäden an.

Werden künstlich erzeugte radioaktive Substanzen in großen Mengen auf unkontrollierte Weise in der Umgebung verteilt – zum Beispiel durch die Explosion eines Reaktors –, so erhöht sich das Maß an Strahlung, der wir normalerweise ausgesetzt sind, auf drastische Weise. Die Angaben von Strahlungswerten, die im Falle solcher Katastrophen gemacht werden, beziehen sich auf einen Normalwert – ein durchschnittliches Maß an natürlicher Strahlenbelastung, das in Deutschland bei 2,1 Millisievert pro Jahr liegt. Abgesehen von den radioaktiven Substanzen sorgen die Nahrungsaufnahme, die Sonne und die Gestirne (kosmische Strahlung) ebenso wie manche Gesteinsarten für eine natürliche Strahlung, an die unser Körper gewöhnt ist. Tatsächlich sind Bewohner höherer Regionen anderen Strahlungswerten ausgesetzt als Menschen, die auf Meeresspiegelhöhe leben: Während dort nur eine effektive Dosis von 0,24 mSv pro Jahr errechnet wurde, steigt die Belastung in 3000 Metern durch die kosmische Komponente der Strahlenbelastung auf bis zu 1,1 mSv pro Jahr. Eine Tatsache, über die sich Skifahrer oder Wanderer in größeren Höhen meist gar nicht im Klaren sind. Allerdings ist der

Einfluss bei einem Urlaub pro Jahr so gering, dass man sich auch keine Sorgen machen muss.

Höher ist die radioaktive Belastung bei Langstreckenflügen. Auch hier gilt, je häufiger und je höher man fliegt, umso höher sind auch die Werte: Die durchschnittliche Jahresdosis für Pilotinnen und Piloten, Stewardessen und Flugbegleiter liegt bei etwa 2,26 mSv pro Jahr. Doch auch hier ist der angeordnete Grenzwert für beruflich exponierte Personen mit 20 mSv um ein Vielfaches höher.

Die Aufnahme radioaktiver Stoffe durch die Nahrung wird zur natürlichen Strahlenbelastung gezählt und liegt bei 0,3 mSv pro Jahr. Nach der Tschernobyl-Katastrophe lagen die Werte für Milch, Gemüse, Getreide, Obst und Fleisch teilweise kurzfristig über dem Grenzwert. Noch heute gelten Pilze sowie zum Teil das Fleisch von Wildschweinen aus dem Bayerischen Wald als stärker belastet. Und nach Angaben des Bundesamts für Strahlenschutz wird sich daran auch für die nächsten 20 Jahre nichts ändern.

Zu guter Letzt ist das Licht der Sonne, das in einem Teil seines Spektrums ebenfalls die gefährlichen, extrem kurzen elektromagnetischen Wellen enthält, in seiner Wirkung auf den Körper ambivalent, es hat seine nützlichen und seine schädlichen Seiten. Davon wird im nächsten Kapitel die Rede sein.

EXTREM VERBRANNT

Sonne, Schönheit und der Schutz der Zellen

Ohne das Licht der Sonne wäre auf der Erde kein Leben möglich. Den Pflanzen dient es zur photosynthetischen Erzeugung von Energie, wobei als Nebenprodukt der für uns so lebenswichtige Sauerstoff abfällt. Doch auch die menschliche Haut, ein hochkomplexes Organ, synthetisiert mithilfe der Sonnenstrahlen lebenswichtige Stoffe. Zum Beispiel das Vitamin D, eine wichtige Voraussetzung für die Aufnahme von Calcium zum Aufbau und Erhalt der Knochen – und ein Schutz gegen Krebs. Allerdings sendet die Sonne auch extrem kurzwelliges Licht, die sogenannte ultraviolette Strahlung. Von ihr geht dieselbe Energie aus wie von radioaktiven Substanzen. Und genau wie diese ist UV-Strahlung in der Lage, einzelne Elektronen aus Atomen oder Molekülen herauszulösen und damit Zellen zu zerstören. Zu viel des UV-Lichts verursacht daher Verbrennungen und auf lange Sicht eben jene Krankheit, vor der das Vitamin D (unter anderem) schützt: die gefährliche, tumorartige Wucherung von Zellen, die wir als Krebs kennen. Es ist paradox, und das Verhältnis unserer Haut zur Sonne deshalb ambivalent – es hat seine guten und seine schlechten Seiten.

Um sich gegen zu starke UV-Strahlung zu schützen, legt die Haut, sobald sie dem Sonnenlicht ausgesetzt ist, einen Schutzschild in Form von Pigmenten an. Diese Substanzen geben den Zellen Farbe und erfüllen dabei verschiedene Funktionen. In pflanzlichen Zellen tragen sie zur Energiegewinnung bei, im Auge dienen sie zur Wahrnehmung und in der Haut als Schutz vor Strahlen. Im Gegensatz zu anderen Pigmenten heißen die der Haut Melanine, benannt nach dem griechischen Wort „mèlas", das „schwarz" bedeutet. Melanin wird von eigens dafür vorgesehenen Zellen, den Melanozyten, gebildet und anschließend von anderen Zellen, den Keratinozyten, in die verschiedenen Schichten der Haut transportiert. Nun gibt es zum einen zwei Varianten dieses Farbstoffs: das schwarz-braune Eumelanin und das rot-gelbe Phäomelanin. Sie sorgen dafür, dass die Hautfarbe bei den Menschen unterschiedlich ausfällt – je nach dem Mischungsverhältnis der Pigmente. Zum anderen unterscheiden sich die Wege, auf denen die Melanosome (einzelne Melaninteilchen) in die Haut gelangen: Bei der dunklen Haut sind sie größer und werden einzeln in die Haut transportiert. Teilt und erneuert sich die Zelle, so bleiben die schwarzen Melanosome bis in die äußerste Schicht der Haut erhalten und ergeben so die dauerhaft dunkle Farbe. Bei hellhäutigen Menschen sind die Melanosome kleiner, sie werden in Gruppen transportiert und während der Zellteilung schon in der Mitte der Haut wieder abgebaut. Deshalb hält die Bräune hier nicht auf Dauer an, und daraus resultiert die hellere Haut.

Inzwischen gibt es Untersuchungen, die belegen, dass insbesondere das Eumelanin, also die dunkleren Pigmente, das UV-Licht bis zu 99 % in unschädliche Wärme umwandelt, während das Phäomelanin weniger effektiv vor Sonneneinstrahlung schützt. So bekommen Menschen des blass-rötlichen Hauttyps schneller Sonnenbrand und werden kaum braun, da ihre Zellen nur geringe Mengen des Eumelanins produzieren.

Um die Verwirrung perfekt zu machen, leitet sich auch das Wort für Hautkrebs – eine wuchernde Veränderung der Melanozyten, die zur Zerstörung der Haut und schließlich des ganzen Organismus führen kann – von dem Wort „mèlas" ab: Man nennt diese Form der Tumoren Melanome (oder auch: maligne Melanome = bösartige Melanome).

Farbenspiele der Evolution

Die unterschiedliche Hautfarbe der Menschen resultiert also aus einem mehr oder weniger ausgeprägten natürlichen Sonnenschutz in Form von Pigmenten. Und sie hängt von der Art des Pigments ab, davon, ob die Haut mehr Anteile des braun-schwarzen Eumelanins oder des rot-gelben Phäomelanins enthält. Nur zwei Farbstoffe und ihre unterschiedliche Mengenverteilung ergeben also die ganze Palette von Hauttypen, die wir umgangssprachlich als schwarz, braun, rot, gelb und weiß bezeichnen!

Einerseits ist die Haut auf den Schutz der Pigmente angewiesen, sofern sie starker Sonneneinstrahlung ausgesetzt ist. Andererseits lässt die hellere Haut mehr Sonnenlicht durch – sie erlaubt eine stärkere Synthese von Vitamin D. Deshalb ist die helle Haut für Menschen in sonnenarmen Regionen, etwa in Nordeuropa, ebenso lebenswichtig wie die schwarze Haut für die Menschen auf der

Südhalbkugel. In den mindestens 150 000 Jahren, in denen sich der Homo sapiens entwickelt hat, haben sich daher ganz unterschiedliche Hauttypen herausgebildet. Ihre Verteilung auf der Erde ist kein Zufall, sondern entspricht jeweils der biologischen Ausstattung, die in den verschiedenen Klimazonen der Erde erforderlich ist.

Dass sich die Menschen mit dunklem Teint ihren Sonnenschutz erst im Verlauf der Evolution zugelegt haben, belegen uralte Knochenfunde aus der frühen vorkolumbianischen Zeit der Inka. An den Überresten der ältesten Angehörigen dieses Stammes, die vor circa 3000 Jahren nach Südamerika eingewandert sind, lässt sich nämlich eine überraschend hohe Krebsrate nachweisen. Die heutigen Nachfahren der Inka zeigen dagegen eine viel bessere genetische Resistenz gegen Krebs, was darauf schließen lässt, dass sich die dunkle, sonnenresistente Haut erst im Laufe der 3000 Jahre der Besiedlung Südamerikas herausgebildet hat.

Ein anderer Beweis für diese Entwicklung findet sich in Australien. Bei den hellhäutigen Bewohnern des fünften Kontinents handelt es sich um die Nachkommen von Menschen, die größtenteils erst im 19. und 20. Jahrhundert aus Europa dorthin ausgewandert sind. Zuvor hatten die Briten kurz nach ihrer „Entdeckung" des neuen Landes das wenig besiedelte Australien für die Gründung von Kolonien genutzt, in denen sie in den Jahren 1788 – 1857 beinahe 140 000 Strafgefangene unterbrachten. Es war eine Notlösung – die englischen Gefängnisse quollen über, da die Regierung in ihrem Kampf gegen irische und schottische Unabhängigkeitsbestrebungen eine große Zahl an politischen Gegnern einsperren ließ. Die erste dieser Gefangenensiedlungen wurde nach dem damaligen britischen Innenminister, Lord Sydney, benannt. Anders als bei den Ureinwohnern des Landes, lässt sich heute bei den Nachfahren dieser europäischen Strafgefangenen eine viel höhere Rate an sonneninduziertem Hautkrebs feststellen.

Die Anpassung der Haut durch Evolution ist ein sehr langwieriger Prozess. Schneller geht es eben doch, sich mit Sonnencreme einzureiben. Sogar die Ägypter der frühen Antike gaben Reisenden durch Wüstengebiete schon die Krautwurzel Ami-Majos mit auf den Weg, die den Wirkstoff 8-Methoxypsoraten enthält. Ein Sonnenschutzmittel! Fast so alt wie der Sonnenbrand und die ersten Mittel dagegen ist übrigens auch die Bezeichnung der Krankheit, die wir bis heute als Krebs kennen und fürchten. Der römische Arzt Galen (129 – 216 n. Chr.) war der Meinung, ein Brustkrebsgeschwür sehe wie der Körper eines Krebses aus und die Blutgefäße daran wie die Beine des Tieres – er verlieh der Krankheit schon vor gut 1800 Jahren ihren Namen.

Wer schön sein will

Die unterschiedliche Hautfarbe hat, wie wir gesehen haben, einen biologischen Sinn und steht in direktem Zusammenhang mit den klimatischen Bedingungen in den verschiedenen Regionen der Erde. Doch die Raffinesse der Natur scheint uns manchmal wenig zu interessieren. Schon seit Jahrtausenden stören sich die Menschen am optischen Ergebnis, sind mit ihrer Hautfarbe unzufrieden und begeben sich auf die Jagd nach dem perfekten Teint. Helle Haut galt über lange Jahrhunderte als Zeichen von Reichtum. Sie demonstrierte, dass jemand es nicht nötig hatte, im Freien zu arbeiten, und war somit sichtbares Zeichen wohlhabender Familien und ihrer Zugehörigkeit zur oberen Klasse. Die Frauen im alten Indien, aber auch die antiken Römerinnen verwendeten deshalb Bleiweiß (Bleioxid), um ihre Haut aufzuhellen. Doch ähnlich wie das zu intensive Sonnenbad, mit dem viele Menschen heute leichtfertig bösartige Krankheiten riskieren, verdiente auch dieses Mittel zur Verschönerung den dringenden Hinweis: Vorsicht, krebserregend!

Ein eindrucksvolles, frühes Beispiel der Auflehnung gegen die unterschiedliche Bewertung von weißer und schwarzer Haut findet sich schon in der Bibel. In einem Wechselgesang im *Hohen Lied* von König Salomo (965 – 926 v. Chr.) heißt es: „Braun bin ich zwar, doch hübsch, […]. Seht mich nicht an, dass ich so gebräunt bin, dass mich die Sonne verbrannt hat…"

Die Bewertung der Hautfarbe steht zudem mit der Rassendiskriminierung in Zusammenhang, die in der Geschichte großes Leid verursacht hat. Die weißen Siedler, die seit dem Ende des 15. Jahrhunderts aus Europa nach Amerika auswanderten, unterwarfen die einheimische, „indigen" genannte Bevölkerung und vernichteten sie zu einem großen Teil, indem sie sie ausbeuteten, aber auch, indem sie durch Maßnahmen der Christianisierung und Zivilisierung die Lebensgrundlagen der fremden Kulturen zerstörten. Außerdem verschleppten sie zur Besiedlung des neuen Landes Millionen Schwarzafrikaner als Sklaven nach Amerika. Erst im Verlaufe der folgenden Jahrhunderte begann ganz allmählich ein Kampf für die Gleichberechtigung der indigenen (sofern von ihr noch Menschen übrig waren) und der afroamerikanischen Bevölkerung, der insbesondere in den USA noch im 20. Jahrhundert blutige Spuren hinterlassen hat und bis heute nicht gänzlich ausgestanden ist.

Die selbstverständlich erscheinende Erkenntnis, dass die Hautfarbe keinerlei Hinweis auf den Wert oder die Eigenschaften eines Menschen liefert, konnte sich also nur langsam durchsetzen – nicht wenige Angehörige der afroamerikanischen Bevölkerung versuchten noch lange, sich selber zu helfen und der Diskriminierung ihrer Hautfarbe durch eine Art Mimikry zu entgehen. So beschreibt die Schriftstellerin Toni Morrison in ihren Romanen, wie ihre dunkelhäutigen Protagonisten sich bemühen, ein europäisches Aussehen zu erlangen, indem sie sich die Haut mit Mehl einreiben. 1993 schlugen die Erfolge der Bürgerrechtsbewegung schließlich auch in den höchsten literarischen Ehren nieder, die zuvor nur Weißen zuteilgeworden waren: Morrison gewann den Literaturnobelpreis.

Unabhängig von den Rassenproblemen begann bei den Europäern im späten 19. Jahrhundert eine dunkle, sonnengebräunte Haut zum Inbegriff eines gesunden, genussvollen Lebensstils zu werden. Seither lautet die versteckte Botschaft: Wer sonnengebräunt ist, kann sich den Luxus gelegentlicher Spritztouren ans Mittelmeer oder in die Alpen leisten. Der Trend hat sich also umgekehrt: Früher war Blässe ein Zeichen von Reichtum, weil sie erkennen ließ, dass Menschen es nicht nötig hatten, auf dem Feld zu arbeiten. Die „Weißen" bildeten die Oberschicht. Heute gilt der braungebrannte Teint bei Westeuropäern als Zeichen von Reichtum, weil darin sichtbar wird, dass sich der Träger den jährlichen Segeltörn in der Karibik leisten kann.

Die erst seit gut 150 Jahren aktuelle Mode des sonnengebräunten Äußeren entstand, als die Medizin die gesundheitsfördernde Bedeutung von frischer Luft und Sonne entdeckte. Etwa um 1900 begannen Ärzte, die Heliotherapie (nach Helios, dem griechischen Sonnengott) sogar gezielt zur Behandlung von Hautkrankheiten, vorbeugend gegen Knochenerkrankungen und zur Unterstützung bei chronischen Infektionen einzusetzen. Leider wurde, der medizinischen Fortschritte ungeachtet, in den letzten Jahrzehnten eine Hautkrebsrate verzeichnet, die sich verdoppelt hat – ausgelöst durch unseren modernen Sonnenkult, denn Hautkrebs ist und bleibt eine Langzeitfolge von zu ausgedehnten Sonnenbädern.

Doch zu der rasanten Steigerung der Hautkrebsrate hat in den letzten Jahrzehnten noch ein anderes Phänomen beigetragen. Seit es das Ozonloch gibt, herrschen in bestimmten Monaten und an bestimmten Orten der Welt wahre Extrembedingungen. Und damit kehren wir wieder zur Chemie zurück: Ozon ist eine bestimmte Form des Sauerstoffs, bei der die Moleküle nicht aus zwei, sondern aus drei Sauerstoffatomen bestehen. Diese Ozonmoleküle entstehen aus einer Reaktion des UV-Lichtes mit Sauerstoff, die in einer Höhe von 15 bis 50 Kilometern über der Erde stattfindet. In dieser Schicht macht das Ozon bereits bis zu 95 Prozent der gefährlichen UV-Strahlung unschädlich, noch ehe diese die unterste, circa zehn Kilometer dicke Schicht der Erdatmosphäre erreicht.

Seit der Verwendung von sogenannten FCKW, den Fluorchlorkohlenwasserstoffen, die sich in Haarsprays, Kühlschränken und Ähnlichem befanden, bevor sie im Jahr 2000 zumindest in der EU verboten wurden (allerdings ist der vollständige Ausstieg erst bis zum Jahr 2026 geplant), wird die Ozonschicht durch chemische Reaktionen dieser Stoffe zunehmend dünner. Die ozonschädigenden Stoffe steigen bis in die Ozonschicht und spalten dort durch die starke UV-Strahlung Chloratome ab. Diese entreißen dem Ozonmolekül ein Sauerstoffatom und oxidieren zu Chloroxid: Das entstehende Chloroxid zerfällt danach wieder in ein Chloratom und Sauerstoff. Da das Chlor nach dieser Reaktion wieder unverändert vorliegt, kann es erneut ein

Ozonmolekül angreifen. Auf diese Weise kann ein einziges Chloratom bis zu 100 000 Ozonmoleküle zerstören! Durch die zunehmend größer werdenden Löcher im Ozonfilter gerät nun immer mehr UV-Strahlung ungehindert auf die Erde und stellt dort inzwischen eine ernstzunehmende Bedrohung dar. Sie verursacht dabei nicht nur stärkere Sonnenbrände und Hautkrebs, sondern wirkt sich, genau wie die Strahlung radioaktiver Substanzen, schädlich auf das Immunsystem der Menschen und ihr Erbmaterial aus und verursacht außerdem verschiedene Augenleiden.

Für das Sonnenbaden gelten, seit es zu massiven Veränderungen innerhalb der Erdatmosphäre gekommen ist, heute viel schärfere Vorsichtsmaßnahmen als noch vor 30 oder 40 Jahren. Ohne Sonnencreme mit hohem Lichtschutzfaktor und hochwertige Sonnenbrillen sollte man sich in den heißen Monaten des Jahres überhaupt nicht mehr im Freien aufhalten. Ob die Sonne Leben spendet oder aber eine zerstörerische Kraft entwickelt, hängt wesentlich von unserem Umgang mit ihr ab. Wie Paracelsus sagte: Die Dosis macht das Gift.

EXTREM SCHWERELOS

Keine Marsmission ohne Thermosocken

Was passiert eigentlich mit dem Apfel, wenn er, nachdem die Hand ihn losgelassen hat, *nicht* von der Schwerkraft angezogen auf den Boden fällt? Wenn die Gravitation, die Anziehungskraft der Erde, ihn *nicht* zum Fallen zwingt, dem unvermeidlichen Aufprall entgegen? Was passiert mit einem Apfel im Weltall? Nicht viel, vermutlich. Er würde sich wahrscheinlich treiben lassen, schwerelos, ohne Richtung, ohne Ziel.

Anders der Mensch. Das Ziel derer, die auf Missionen im All unterwegs sind, ist klar: Erst war es der Mond, später die Raumstation ISS, und in Zukunft wird es vielleicht der Mars sein. Doch die Schwerelosigkeit verursacht dem menschlichen Körper im Gegensatz zum Apfel eine lange Reihe von Unannehmlichkeiten. Die Bedingungen im All sind so lebensfern, die Realität so weit von den heldenhaften Abenteuern eines Captain Kirk oder Mr. Spock entfernt, dass alle Zukunftsvisionen über einen regen Tourismusverkehr auf Mond und Mars, der Gedanke gar an die

Besiedlung neuer Planeten, bisher nur eines sind: Science Fiction.

Völlig losgelöst

Der menschliche Körper ist kompliziert. Allein der scheinbar harmlose Wegfall der Schwerkraft bewirkt, dass unser gesamtes Innenleben förmlich aus den Fugen gerät. Das beginnt mit dem Blutkreislauf. Unser gesamter Versorgungskreislauf ist darauf eingestellt, dass wir einen großen Teil der Zeit aufrecht stehen. Alles hat seine klar vorgezeichneten Wege, die entweder von unten nach oben oder von oben nach unten führen. Fällt die Schwerkraft weg, treten Flüssigkeitsverschiebungen in Richtung Kopf auf, und damit verbunden gehen in den unteren Extremitäten circa zwei Liter Flüssigkeit verloren. Dadurch gerät vieles aus dem Gleichgewicht, unter anderem der Wärmehaushalt des Körpers. Über Kopf und Hals wird nun viel mehr Wärme abgegeben, während die Astronauten selbst bei einer Raumtemperatur von 29 Grad Celsius noch Socken tragen, weil die körpereigene Heizung an den Füßen nicht mehr funktioniert. Von der Verschiebung der Flüssigkeiten im Körper sind auch die Organe betroffen. Die Niere zum Beispiel produziert in den ersten Wochen im All weniger rote Blutkörperchen, womit sich auch die Zusammensetzung des Blutes verändert.

Unsere innere Mechanik ist in vielerlei Hinsicht auf die Schwerkraft ausgerichtet. Einen großen Teil der Muskulatur benötigen wir alleine dazu, uns aufrecht zu halten. Die Kraft der Erdanziehung wirkt auf uns wie ein Hometrainer, der permanent in Betrieb ist. Unter den Bedingungen der Schwerelosigkeit, wenn der Hometrainer ausfällt und die Muskeln sich nicht mehr der Gravitation entgegenstemmen, kommt der Körper schnell aus der Übung: Bei Kurzzeitmissionen ins All werden 20, bei Langzeitmissionen bis zu 50 Prozent der Muskelmasse abgebaut. Um diesem Abbau vorzubeugen, müssen Astronauten auf ihren Weltraummissionen ein strenges Trainingsprogramm an eigens dafür konstruierten Geräten absolvieren.

Weltraummedizin

Doch das ist längst nicht alles. Angesichts der extremen Bedingungen, denen der menschliche Körper im All ausgesetzt ist, hat sich im Rahmen der Weltraumforschung ein eigener medizinischer Forschungszweig herausgebildet. Mit dem Leiter des Zentrums für Weltraummedizin (ZWMB) an der Charité in Berlin, Prof. Dr. Hanns-Christian Gunga, konnte ich über verschiedene Aspekte seiner Arbeit sprechen. Und so habe ich ihn zunächst zur sogenannten „Weltraumkrankheit" (Space Motion Sickness) befragt. Ihre Symptome sind starke Übelkeit und Schwindelgefühle, die ebenfalls durch den plötzlichen Wegfall der Schwerkraft ausgelöst werden. Professor Gunga hat mir diesen Vorgang genauer erklärt:

„Es ist im Prinzip so, dass die Sinne neu formatiert werden müssen. Die Sinne funktionieren ja, nur deren Interpretation nicht. Alle Sinnesreize, optische, akustische etc., sind im All z.B. mit Lageveränderungen des Gleichgewichtsorgans verbunden. Sie müssen neu verarbeitet werden, und das braucht seine Zeit."

Unser Körper erhält am laufenden Band Sinneseindrücke, die ihm durch alle möglichen Kanäle übermittelt werden: Augen, Ohren, Geruch und Geschmack sind daran ebenso beteiligt wie die Wahrnehmung der Position des eigenen Körpers – diese Reize werden Propriozeptoren genannt – oder Sinneseindrücke, die uns zum Beispiel die Haut vermittelt. Alle diese Reize strömen jedoch mit unterschiedlichen Geschwindigkeiten auf uns ein, und sie werden von den verschiedenen Organen auf unterschiedliche Weise verarbeitet und zu einer einheitlichen Wahrnehmung synthetisiert. Zum Beispiel nehme ich mein Gegenüber als sprechende Person wahr, obwohl visuelle und akustische Eindrücke nicht genau gleichzeitig in meinem Gehirn ankommen – erst das Gehirn verbindet diese ungleichartigen Eindrücke zu einer Einheit. Dieser ständige Synthesevorgang gerät nun ins Stolpern, wenn ein bestimmter Teil der Sinnesreize sich plötzlich ganz anders verhält, als wir es gewöhnt sind. Auch dies beschreibt Professor Gunga im Detail:

„Normalerweise haben Sie Propriozeptoren, die sagen Ihnen, ich bin auf der Erde, und der Druck wird von den Füßen weitergeleitet zum Kleinhirn, und daraus wird ein Gesamtbild geschaffen: Ich stehe jetzt. Und wenn ich mich bewege, dann wird im Gleichgewichtsorgan damit unter anderem die Führung der Augenbewegung gesteuert. Das Gleichgewichtsorgan braucht diesen Input, dass Sie da unten Ihre Füße haben. Wenn es jedoch keine Schwerkraft gibt, haben Sie keine entsprechenden Körperwahrnehmungen. Dann muss das Gehirn sagen, okay, egal, ich habe aus dem Kanal da unten jetzt keine Information, trotzdem bewege ich mich im Augenblick. Die Propriozeptoren sind also einer von vielen Inputs, die sich im All verändern. Genauso wie das Aufrichten meiner Haare, das etwas mit der Windgeschwindigkeit zu tun hat, die ich ja im Raum auch wahrnehme, und der Schall, der mit einfließt. Das sind alles Informationen, die sich im dreidimensionalen Raum verändern. Die Synthese der verschiedenen Sinnesempfindungen, die unserer einheitlichen Wahrnehmung zugrunde liegt, muss im Weltraum neu gelernt werden, weil die Gravitation fehlt."

Ist der Körper im Weltraum „völlig losgelöst", hat dies schwerwiegende Folgen. Doch nicht nur die Schwerkraft fällt im All weg, sondern auch andere Umweltparameter, an die unser Körper optimal angepasst ist. Zum Beispiel die regelmäßigen Lichtveränderungen durch den Wechsel von Sonne und Mond. Obwohl der terrestrische Tag- und Nachtwechsel und die Schwankungen der Temperaturen im Raumschiff künstlich nachgestellt werden, um den Biorhythmus der Astronauten aufrechtzuerhalten, treten auf Raumfahrtmissionen Schlafstörungen auf. Es ist eben wirklich alles anders im All, woraus sich eine Kombination von Belastungen nicht nur für den Körper, sondern auch für die Psyche ergibt.

Zur sozialen und räumlichen Beengtheit – die Astronauten sind über Wochen und Monate mit denselben Crewmitgliedern zusammen, sie können sich kaum bewegen oder gar zurückziehen – kommt eine starke Monotonie, eine Armut an Sinnesreizen: Durch den schwerelosigkeitsbedingten Wegfall der Propriozeptoren fehlen bereits 40 Prozent der Eindrücke, denen wir auf der Erde normalerweise ausgesetzt sind. Und natürlich sind die optischen und akustischen Reize, aber auch Geschmack und Geruch auf der Erde, wo wir uns in den unterschiedlichsten Umgebungen aufhalten, um einiges vielfältiger. Schließlich trägt auch die Ernährung im All zu einer gewissen Reizarmut bei, denn die Vorräte sind auf Raumfahrten allein auf die ideale Zufuhr von Nährstoffen abgestimmt. Getränke gibt es nur in pulverisierter Form, Alkohol, aber auch kohlensäurehaltige Getränke sind verboten und Speisen müssen erst hocherhitzt und dann gefriergetrocknet werden, um missionstauglich zu sein. Selbst von kleinen Abwechslungen wie zum Beispiel Keksen wird abgeraten, da Krümel in der Schwerelosigkeit nicht leicht zu beseitigen sind und ernsthafte Probleme verursachen können, wenn sie in die Augen, in technische oder wissenschaftliche Apparaturen geraten.

Glutkälte und eisige Hitze

Ein gravierendes Problem für die Gesundheit der Astronauten stellt die kosmische Strahlung dar. Sie geht von hochenergetischen Partikeln aus, die ihren Ursprung außerhalb unseres Sonnensystems haben. Außerdem schweben sogenannte solare Partikel im All, das sind Teilchen, die sich von der Sonne gelöst haben. Auf der Erde sind wir durch die verschiedenen Schichten der Erdatmosphäre weitgehend vor Strahlung geschützt, doch im Weltall ist ihre Wirkung gewaltig. Hier sind die Raumfahrer zum Teil Strahlungen ausgesetzt, die das auf der Erde übliche Maß um das Hundert- bis Tausendfache überschreiten. Zu den körperlichen Folgen der Strahlungsbelastung gehören Symptome wie Übelkeit, Erbrechen, Durchfall, eine verminderte Zahl der Blutzellen; schon kurzfristig kann dies zu Blutungen und schließlich zum Tod führen. Langfristige Effekte bestehen in einer Schädigung der DNS, in unkontrolliertem Zellwachstum, das schließlich krebsartige Wucherungen von Zellen auslösen kann. Deshalb müssen bei Raumfahrtmissionen zahlreiche Gegenmaßnahmen zum Schutz vor Strahlung getroffen werden. Eine Möglichkeit besteht darin, den Astronauten vor ihrem Flug Knochenmark zu entnehmen und dieses zu konservieren, um es nachher zur Therapie von Strahlungsschäden einzusetzen. Darüber hinaus gibt es inzwischen Medikamente, die Schädigungen abwenden können (z. B. indem sie die gefährlichen freien Radikale einfangen). Bei diesen Maßnahmen spielt auch die moderne Krebsforschung eine große Rolle. Sie ist neuerdings Mitteln auf der Spur, die in der Lage sind, bereits beschädigte Zellen zu reparieren. Neben den medizinischen Maßnahmen werden die Raumfahrer in der Hauptsache natürlich technisch von der kosmischen Strahlung abgeschirmt – durch die Schutzhülle des Raumschiffs und verschiedene andere Vorrichtungen.

Ähnlich extrem wie die Strahlungswerte sind die Temperaturen. In einem Artikel des *Tagesspiegel* vom August 2008 wird berichtet, welchen Bedingungen die Astronauten bei Außenbordeinsätzen ausgesetzt sind: Vorn, im direkten Sonnenlicht, können das 200 Grad plus sein; hinten im Rücken 180 Grad minus. Eine Temperaturspanne, die man sich nur schwer vorstellen kann. Ich habe Professor Gunga dazu befragt, wie es überhaupt möglich ist, dass die Raumfahrer diese Temperaturen aushalten. Gleicht der Anzug das aus?

„Die Anzüge bestehen aus 15 verschiedenen Lagen. Der Astronaut muss dann selbst entsprechend gekühlt werden, oder er muss erwärmt werden, das ist nicht so leicht. Deswegen hat er Unterwäsche an, die mit Kapillaren ausgestattet ist. Durch diese fließt permanent Flüssigkeit, mit der versucht wird, den Körper entweder aufzuwärmen oder zu kühlen. Ab und zu haben die Astronauten an den Fingern Erfrierungen gezeigt, weil es ihnen zu kalt geworden ist, aber im Prinzip handelt es sich hier um ein technisches Problem, das man lösen kann.“

Zukunftsvisionen

Die Probleme, die man bisher nicht lösen konnte, sind indessen erheblich. Die Erfahrungen, die in den letzten 50 Jahren in der Raumfahrt gesammelt wurden, sind so gering, dass die Realisierung von längeren Aufenthalten auf Mond und Mars in weiter Ferne liegt. Bisher sind nur einige wenige Menschen im All gewesen, die allerwenigsten von ihnen über einen längeren Zeitraum (von einem Jahr und mehr).

Zu den bisher völlig ungelösten Problemen gehört die Tatsache, dass wir uns im All nicht ernähren können, weil es auf den bisher entdeckten Planeten keine Vegetation gibt. Denn auch die Pflanzen der Erde sind einerseits von der Schwerkraft und andererseits vom Licht abhängig. Wir können uns nur so lange im Weltraum aufhalten, wie unser Reiseproviant reicht.

Danach müssten wir ähnlich einem göttlichen Schöpfer die Welt als hochkomplexe Biosphäre ein zweites Mal erschaffen. Wissenschaftlich ausgedrückt: Was immer die Entstehung von Leben auf der Erde ausgelöst hat – der Urknall oder eine bestimmte chemische Verbindung –, es müsste sich wiederholen. Erneut müssten Pflanzen und Tiere entstehen oder gezüchtet werden, von denen wir uns ernähren könnten. Immerhin, erste Versuche, Gemüse unter Weltraumbedingungen anzupflanzen, wurden bereits unternommen. Doch Professor Gunga bestätigt mir: „Wenn Sie auf dem Mars sind, können Sie keine Nahrungsmittel anbauen. Das würde zwar gerne gesehen, aber zur Zeit sind der Energieaufwand und die Komplikationen beim Anpflanzen von entsprechender Vegetation riesig. Davon können Sie im Augenblick noch keinen ernähren, nicht einmal ein paar Tage. Das liegt noch sehr weit in der Zukunft. Das ist wirklich Science Fiction."

Zurück aus der Zukunft

Extrem aufwändige technische und medizinische Vorkehrungen treiben auch die Kosten der Raumfahrt in astronomische Höhen. Im Hinblick auf die bisherigen Möglichkeiten und Ergebnisse scheint es daher verständlich, dass staatliche Regierungen ihre Bereitschaft, in die Weltraumforschung zu investieren, immer wieder neu überdenken. Doch die verschiedenen Forschungen, die mit außerirdischen Zielen begonnen und durchgeführt wurden, sind durchaus von irdischem Nutzen – das wird von allen an der Raumfahrt beteiligten Wissenschaftlern immer wieder betont. Ein spektakuläres Beispiel sind die Erkenntnisse, die aus der raumfahrtmedizinischen Forschung über die Volkskrankheit Bluthochdruck gewonnen wurden.

Die Weltraummedizin führt, um ihre Astronauten auf ihre interstellare Mission vorzubereiten, Isolationsstudien durch. Dabei werden Menschen über längere Zeiträume Raumfahrtbedingungen ausgesetzt. In diesem Zeitraum werden alle möglichen physiologischen und psychischen Vorgänge detailliert untersucht und dokumentiert. Im Rahmen einer solchen Isolationsstudie hat man herausgefunden, welchen Zusammenhang es zwischen der Aufnahme von Salz und einem zu hohen Blutdruck gibt. Bis dato konnte dieses Phänomen, das eine ernste gesundheitliche Gefahr darstellt, von der klinischen Medizin zwar behandelt, aber nicht erklärt werden. Bevor die Raumfahrtmedi-

zin in ihren Studien den Salzhaushalt über längere Zeiträume untersucht hat, war man der Meinung, der Körper
nehme in einem Rhythmus von ein paar Tagen stetig eine
vergleichbare Menge Natrium auf und scheide sie wieder
aus. Erst die Langzeitstudien der Raumfahrtmedizin er-
möglichten die Beobachtung, dass der Körper mehr Salz
aufnimmt und behält, als er ausscheidet. Als man diesem
überraschenden Befund auf den Grund ging, stellte sich
heraus, dass es offenbar die Haut ist, die Natrium speichert
und an seiner statt Wasserstoffionen abgibt. Eine folgenrei-
che Beobachtung, wie Professor Gunga ausführt:

„Wenn Sie jetzt eine Störung in diesem Bindungsme-
chanismus haben und zum Beispiel Natrium nicht in der
Haut speichern können, dann werden Sie schon bei geringen Salzzufuhren einen erheblichen Blutdruck bekommen, weil Sie dann zusätzlich Flüssigkeit aufnehmen. Die
Folge ist ein Volumenhochdruck (mehr Flüssigkeit in den
Adern führt zu einem größeren Druck, Anm. d. A.). Bisher
ist weitgehend ungeklärt, woher der zu hohe Blutdruck
kommt. Das könnte damit zusammenhängen, dass Menschen, die zu ihm neigen, Natrium nicht richtig in der Haut
speichern können. Es gibt also einen Zusammenhang zwischen der Natrium-Speicherung in der Haut und dem
Bluthochdruck.“

Solche Ergebnisse, die für die Medizin einen großen
Fortschritt bedeuten, sind dabei, so Gunga weiter, keineswegs zufällig.

„Die Kliniker sehen den Patienten eine Woche in der
Klinik oder vielleicht auch zwei Wochen. Sie haben einen
ganz anderen Blickwinkel. Vor allem schauen sie nicht auf
den gesunden, sondern auf den kranken Menschen. Wenn
ich einen kranken Menschen habe, dann werde ich erst
mal versuchen, den Blutdruck wieder runterzubekom-

men, und damit ist für den normalen Mediziner im Krankenhaus die Sache geregelt.

Wir haben den Blickwinkel des Physiologen, der auf den gesunden Menschen schaut. In unseren Isolationsstudien, die wir seit 20 Jahren durchführen, hat man bestimmte Situationen zum ersten Mal genau beschrieben. Hierzu sind die Forschungen in extremen Umwelten ein ganz eigener Schlüssel.

Es ist eine Arbeitsphilosophie: Wir arbeiten mit dem gesunden Menschen und bringen ihn in eine Extremsituation. In Extremsituationen offenbart einem das System bestimmte Regelmechanismen, die im normalen Alltag so nicht zum Tragen kommen. Und deswegen nicht beobachtet werden können.

Ob das nun Schwerelosigkeit ist, Isolation, Kälte? Früher konnte man vieles nicht untersuchen. Auch solche Isolationsstudien hätte man vor Jahren wahrscheinlich noch nicht machen können. Denn für derart lange Beobachtungen muss man ja erst mal einen Grund haben.

In der Raumfahrt spielt das alles eine Rolle. Wenn man Leute eineinhalb Jahre, drei Jahre ins All schickt, müssen zuvor Langzeituntersuchungen angestellt werden."

Es gibt zahlreiche andere Fälle, in denen die Raumfahrtmedizin unser Wissen über den Körper unter Extrembedingungen getestet und erweitert hat. So haben die Isolationsstudien auch den Zusammenhang zwischen körperlicher Aktivität, zwischen physischer und psychischer Gesundheit klarer gemacht, wie Professor Gunga weiter erläutert:

„Wenn Sie depressiv sind, haben Sie gleichzeitig eine motorische Verlangsamung. Das ist ein Teufelskreis. Weniger Licht, weniger Bewegung. Das führt letztlich auch zum Knochenabbau, zum Muskelabbau, zur psychischen und physischen Destabilisierung."

Total entrückt

In Isolationsstudien, aber auch in der Vorbereitung auf Missionen ins All und bei den Expeditionen selbst, setzen sich die Beteiligten unvorstellbaren Belastungen aus. Der jüngste Versuch dieser Art wurde unter dem Titel *Mars500* in Moskau durchgeführt und im November 2011 beendet. 500 Tage waren Versuchspersonen unter isolierten Bedingungen beobachtet worden.

Angesichts der Entbehrungen, der körperlichen Folgen und der bekannten Lebensgefahr, mit der bei Raumfahrtmissionen schon der Start und die Landung der Spaceshuttles verbunden sind, staunt man, was die Astronauten zu ihren Expeditionen motiviert. Thomas Reiter, der bisher letzte deutsche Raumfahrer im Weltall, sagte dazu in einem Interview: „Neugierde ist eine menschliche Eigenschaft, die nicht nur Wissenschaftler dazu bewegt, in abstrakter Form zu neuen Horizonten vorzustoßen. Die Neugier hat auch Entdecker in der Vergangenheit dazu bewogen, die Küsten Europas zu verlassen und alle Richtungen zu erkunden. Und das ist das, was die bemannte Raumfahrt heute tut."

Ähnlich äußert sich Professor Johann-Dietrich Wörner, Vorstandsvorsitzender Deutsches Zentrum für Luft- und Raumfahrt (DLR), in einer TV-Sendung der Deutschen Welle:

„Ja, ich würde sofort mitmachen. Ich würde auch bei längeren Flügen mitmachen. Unbändige Neugier, das ist etwas typisch Menschliches. Kolumbus ist nach Amerika gefahren. Er wusste nicht, wo er hinfährt. Als er da war, wusste er nicht, wo er ist, und selbst als er zurückkam, wusste er nicht, wo er gewesen war. Aber er hat es gemacht, um neue Bereiche zu erschließen. Und das ist menschlich."

Doch offenbar, auch das kann man dem Interview mit Thomas Reiter entnehmen, werden die Raumfahrer für ihre Entbehrungen durchaus belohnt: „Bei den ersten beiden Missionen habe ich in erster Linie die unglaubliche Schönheit der Erde als Ganzes bewundert. Wir konnten in 24 Stunden 16 Sonnenauf- und -untergänge beobachten und es wurde nie langweilig – selbst nach einem halben Jahr nicht. Die Atmosphäre sieht man immer wieder anders, je nach meteorologischen Verhältnissen. Am Horizont erscheint immer wieder ein anderes Farbenspiel. Sie sehen die Atmosphäre als ganz dünne, zarte Schicht. Diese Anblicke kann man gar nicht mit Worten ausreichend beschreiben."

Der Blick von außen auf uns selbst. Seit jeher war er Anlass für unbekannte Abenteuer, und er wird es wohl in Zukunft weiterhin sein.

Der Drang, das Weltall zu erforschen, den Körper in extreme Höhen oder Tiefen zu bringen, ihn unmenschlicher Hitze und Kälte auszusetzen – egal, welche Motivation im Einzelnen dahinterstecken mag, eines ist sicher: Immer wird es waghalsige *Extremisten* geben, die die Grenzen des Machbaren verschieben, um – stellvertretend für uns alle – herauszufinden, was der menschliche Körper wirklich aushält.

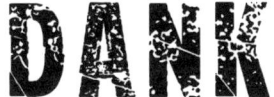

DANK

Herzlich danke ich meinen *Extremisten*, all jenen Interviewpartnern, die mit ihren außergewöhnlichen Geschichten diesem Buch erst Leben einhauchen. Außerdem danke ich Dr. Kerstin Lücker und Dr. Catharina Oerke, die mich mit viel Leidenschaft, Kreativität und Engagement bei der Erstellung des Buchs unterstützten. Ohne Euch wäre dieses Projekt nicht möglich gewesen! Dem Hanser-Verlag danke ich für sein Vertrauen; meinem Lektor Christian Koth für sein immer offenes Ohr, seine Geduld und seine Ideen.

Von ganzem Herzen danke ich außerdem meiner Familie, Freunden und Helfern:

Meinen Eltern Maria und Wilhelm (Danke, dass ich so ein schönes Zuhause habe!), Markus, dem besten Bruder der Welt und seiner Sabine, Frau Sabine (Rat, Tat, Freundschaft, Trinkfestigkeit!), Axel (Es war Weltmeisterschaft!), Scholli, Frau Arens, Holgi (Rüthen rocks!), Dale, Johanna, Gaby, Hermann (FSG leaves its mark), Wiebke, Kutti, Mörti, Carina (Berlin rules!), Fabs (Lieblings-Ösi!), Max (grazie a Dio!), Claudia (Gott sei Dank!), Körnchen und Niklas (Pool Position!), Marion (Mary-Anne!), Tabea (bildgewaltig!), Sascha (Aeon!), Eva (paper-ear!) und dem Riva München (lecker!).

LITERATUR

Aufmuth, Ulrich: *Zur Psychologie des Bergsteigens*, Frankfurt am Main 1988, http://www.datenschlag.org/howto/atem/bergsteigen.html

Ayan, Steve: „Blick zurück nach vorn. Es gibt keine Zeitwahrnehmung, sagt Hirnforscher Ernst Pöppel – nur Wahrnehmung in der Zeit. Diese setze dem Feuern der Neurone einen Rahmen, den der Mensch mit Bedeutung füllt", in: *Gehirn & Geist* 10/2007, http://www.gehirn-und-geist.de/alias/portraet/blick-zurueck-nach-vorn/905119

Bach, Tobias: „Angst bei Extrembergsteigern", in: *bergundsteigen* 2/04, http://www.bergundsteigen.at/file.php/archiv/2004/2/print/18-21%20%28 angst%29.pdf

Bartels, Andreas: „Die Liebe im Kopf. Über Partnerwahl, Bindung und Blindheit", in: Spitzer, Manfred, Bertram, Wulf: *Hirnforschung für Neu(ro)gierige*, Stuttgart 2010.

Bartholomäus, Ulrike: „Die Biologie der Liebe", in: *Focus Online*, 28.11.2011, http://www.focus.de/gesundheit/gesundleben/partnerschaft/beziehung/ tid-16902/partnerschaft-teil-4- die-biologie-der-liebe_aid_471769.html

Berghold, Franz und Schaffert, Wolfgang: *Physiologie und Medizin der großen und extremen Höhen. Höhentrekking und Höhenbergsteigen*, 2010, www.alpinmedizin.org/pdf/PhysiologieGuEHoehen.pdf

Bilger, Burkhard: „The Possibilian. What a brush with death taught David Eagleman about the mysteries of time and the brain", in: *The New Yorker*, 25.04.2011, http://www.newyorker.com/reporting/2011/04/25/110425fa_fact_bilger

Bojanowski, Axel: „Neue Vermessung des Marianengrabens. Die Erde am absoluten Tiefpunkt", in: *Spiegel Online*, 7.12.2011, http://www.spiegel.de/wissenschaft/natur/0,1518,802357,00.html

Campbell, Neil A.: *Biologie*, deutsche Ausgabe hrsg. von Jürgen Markl, Heidelberg 1998.

Donner, Susanne: „Wie Ekel krank macht: Gefühl lähmt Immunabwehr und lässt Herpes ausbrechen", in: *Bild der Wissenschaft*, 15.11.2004, http://www.wissenschaft.de/wissenschaft/hintergrund/246512.html?page=0

Eberle, Lukas: „Starkes Blau. Der französische Apnoe-Taucher Guillaume Néry über die riskante Jagd nach neuen Tiefenrekorden und die Kunst, acht Minuten lang die Luft anzuhalten", in: *Der Spiegel*, Nr. 32/2011, http://www.spiegel.de/ spiegel/0,1518,778715,00.html

Engel, Michael: „Kitzelige Gorillas. Wissenschaftler erforschen das Lachen der

Affen", in: *dradio.de*, 05.06.2009, www.dradio.de/dlf/sendungen/forschak/ 977292/

Ferrigno, Massimo, Lundgren, Claes E.G: „Human breath-hold diving", in: Lundgren, Claes E.G., Miller John N. (Hrsg.): *The Lung at Depth. Lung Biology in Health and Disease*, New York 1999.

Frank, Lone: *Mein wundervolles Genom. Ein Selbstversuch im Zeitalter der persönlichen Genforschung*, München 2011.

Haas, Wolf: *Ausgebremst. Der Roman zur Formel 1*, Reinbek bei Hamburg 1998.

Heinemann, Pia: „Affen lachen scheinheilig", in: *Welt Online*, 07.03.2011, http:// www.welt.de/print/die_welt/wissen/article12719350/Affen-lachen-scheinheilig.html

Hellbrück, Jürgen, Schlittmeier, Sabine, Klatte, Maria: „Wenn Geräusche bloß noch nerven", in: *Spiegel Online*, 17.07.2011, http://www.spiegel.de/wissenschaft/ medizin/0,1518,772311,00.html

Herrmann, Sebastian: „Würgen mit Moral. Gemischte Gefühle: Ekel", in: *Süddeutsche Zeitung*, 23.07.2010, www.sueddeutsche.de/wissen/gemischte-gefuehle-ekel-wuergen-mit-moral-1.978475

Huhndorf, Sonja: „Warum Lachen gesund ist", in: *Bild der Wissenschaft*, 08.03.2005, http://www.wissenschaft.de/wissenschaft/news/250005.html

Jaspers, Karl: *Einführung in die Philosophie*, Zürich 1950.

Jung, Ernst G. (Hg.): *Kleine Kulturgeschichte der Haut*, Darmstadt 2007.

Jurtschitsch, Erwin: „Rennfahrer-Stress. Atemnot im Cockpit", in: *Focus Magazin*, Nr. 28, 12.07.1993, http://www.focus.de/wissen/wissenschaft/rennfahrer-stress-atemnot-im-cockpit_aid_142130.html

Keuter, Sabine: „Warum Lachen ansteckend ist", in: *Bild der Wissenschaft*, 13.12.2006, http://www.wissenschaft.de/wissenschaft/news/272833.html

Latusseck, Rolf H.: „Sogar Ratten können lachen", in: *Welt Online*, 03.04.2005, www.welt.de/print-wams/article126112/Sogar_Ratten_koennen_lachen.html

Miklis, Katharina: „Ekel in der Kultur. Die Faszination des Abartigen", in: *stern.de*, 24.01.2009, www.stern.de/kultur/TV/ekel-in-der-kultur-die-faszination-des-abartigen-652419.html

Morris, David B.: *Geschichte des Schmerzes,* Frankfurt am Main 1996.

Nimmervoll, Christian: „Wenn sich Rennfahrer in die Hose machen…", in: *Motorsport-Total.com*, 28.12.2004, http://www.motorsport-total.com/f1/news/ 2004/12/Wenn_sich_Rennfahrer_in_die_Hose_machen_04122801.html

Onion, Amanda: „RNC to Feature Unusual Forms of Sound", in: *abc NEWS*, http:// abcnews.go.com/Technology/story?id=99472&page=1

o. V.: „Achttausender-Rekord: Wie Giro mit dem Moped", in: *DiePresse.com*, 27.04.2010, www.diepresse.com/home/sport/mehrsport/561260/AchttausenderRekord_Wie-Giro-mit-dem-Moped

o. V.: „Chronische Schmerzen – Körpereigene Schmerzmittel und Placebos", in: *Gesundheit.de*, 26.11.2009, http://www.gesundheit.de/krankheiten/schmerz/ chronische-schmerzen/chronische-schmerzen-koerpereigene-schmerzmittel-und-placebos

o. V.: „Chronische Schmerzen – Schmerztherapie", in: *Gesundheit.de*, 26.11.2009, http://www.gesundheit.de/krankheiten/schmerz/chronische-schmerzen/ chronische-schmerzen-schmerztherapie

o. V.: „Gekitzelte Affen- und Menschenkinder lachen ähnlich", in: *Focus Online*, 04.06.2009, www.focus.de/wissen/wissenschaft-gekitzelte-affen-und-menschenkinder-lachen-aehnlich_aid_405300.html

LITERATUR

o.V.: „Lärm: Krach, der uns krank macht", Helmholtz Zentrum München, FLUGS-Fachinformationsdienst, 14.07.2007.

o.V.: „Laura Dekker ist am Ziel", in: *FAZ.NET*, 22.01.2012, www.faz.net/aktuell/gesellschaft/juengste-weltumseglerin-laura-dekker-ist-am-ziel-11618525.html

o.V.: „Mit Placebo gegen Schmerzen", in: *DasErste.de, W wie Wissen*, http://www.daserste.de/wwiewissen/beitrag_dyn~uid,c3wumbc8egrrshan~cm.asp (15.05.12)

o.V.: „Premier league decibel levels and noise tables (You going to like this..lol)", in: *redandwhitekop*, 29.10.2007, http://www.redandwhitekop.com/forum/index.php?topic=197598.0

o.V.: „Unterrichtung durch die Bundesregierung. Umweltradioaktivität und Strahlenbelastung im Jahr 2010", 30.04.2012, http://dip.bundestag.de/btd/17/095/1709522.pdf

o.V.: „Warum Lachen gesund macht", in: *Welt Online*, 16.05.2007, www.welt.de/wissenschaft/article876622/Warum_Lachen_gesund_und_gluecklich_macht.html

o.V.: „Wie kommt man durch die Todeszone?", in: *PM Welt des Wissens*, 2011, www.pm-magazin.de/r/gute-frage/wie-kommt-man-durch-die-todeszone

Pöppel, Ernst: „Wie kommt die Zeit in den Kopf?", in: *Zeitschrift für KulturAustausch* 3/1998, Institut für Auslandsbeziehungen, http://www.ifa.de/pub/kulturaustausch/archiv/zfk-1998/zeit/poeppel/

Rademacher, Peter, Muth, C.-M.: „Apnoetauchen – Physiologie und Pathophysiologie", in: *Deutsche Zeitschrift für Sportmedizin*, Jahrgang 53, Nr. 6 (2002).

Rauner, Max: „Edzard gegen Charles", in: *Zeit Online*, 28.01.2012, http://www.zeit.de/zeit-wissen/2012/01/Portrait-Ezard-Ernst

Schmidt, Nicola: „Der Wert eines gebrochenen Herzens", *Süddeutsche Zeitung*, 19.08.2010, http://www.sueddeutsche.de/wissen/gemischte-gefuehle-liebeskummer-der-wert-eines-gebrochenen-herzens-1.989760

Schmidt, Robert F. (Hrsg.): *Neuro- und Sinnesphysiologie*, Berlin 1993.

Schörghofer, Gabriele: „Lachen... kann Leben retten – kleine Geschichte des Humors", in: *Abenteuer Philosophie* Nr. 113/2008, http://www.abenteuer-philosophie.com/archiv.htm

Spitzer, Manfred: „Automatik im Kopf. Wie das Unbewusste arbeitet", in: Spitzer, Manfred, Bertram, Wulf: *Hirnforschung für Neu(ro)gierige*, Stuttgart 2010.

Spitzer, Manfred, Bertram, Wulf (Hg.): *Hirnforschung für Neu(ro)gierige*; Stuttgart 2010.

Treibel, Dr. med. Walter: Orthopädie, Sportmedizin, Alpin- und Reisemedizin, http://85.25.34.248/bergmed/bergmed.php?section=0

Vaitl, Dieter: „Wenn das Gehirn den Magen umdreht", in: Spitzer, Manfred, Bertram, Wulf: *Hirnforschung für Neu(ro)gierige*, Stuttgart 2010.

Wallisch, Pascal: „Wie die Zeit in den Kopf kommt"; in: *Gehirn & Geist* 10/2007, http://www.gehirn-und-geist.de/alias/chronopsychologie/wie-die-zeit-in-den-kopf-kommt/903349

Hof, Wim: http://www.innerfire.nl, http://tedxtalks.ted.com/video/TEDxAmsterdam-Wim-Hof-113010

Kaltenbrunner, Gerlinde: http://www.gerlinde-kaltenbrunner.at

Nitsch, Herbert: http://www.herbertnitsch.com

Row for Silence: http://www.rowforsilence.com

Tag gegen Lärm: http://www.tag-gegen-laerm.de

Wigan, Willard: http://www.willard-wigan.com